Hildegard von Bingen
Heilendes Fasten

Hildegard von Bingen

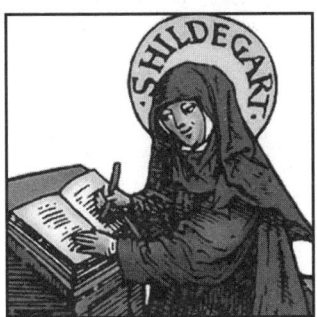

Heilendes Fasten

Hinweis:
Die Anleitungen in diesem Buch sind sorgfältig recherchiert und geprüft worden, dennoch kann eine Garantie nicht übernommen werden. Eine Haftung für Personen-, Sach- und Vermögensschäden ist ausgeschlossen, soweit gesetzlich zulässig.

Copyright © edel entertainment GmbH, Hamburg
www.moewig.de

Originalausgabe
Alle Rechte vorbehalten
Umschlagabbildung: DSP zeitgeist gmbh, Ettlingen

Printed in Germany

ISBN 978-3-86803-190-4

Inhalt

Hildegards Lehre vom „rechten Maß" 7

Geschichte des Fastens 10
    Aus religiösen Gründen fasten 10 • Aus gesundheitlichen Gründen fasten 17

Warum fasten? 24

Fasten, um Gewicht zu verlieren 29

Aus gesundheitlichen Gründen fasten 39

Aus spirituellen Gründen fasten 45
    Auf Fleisch verzichten 45 • Auf Alkohol verzichten 46
    Aufs Auto verzichten 46 • Aufs Fernsehen verzichten 46
    Auf Geschlechtsverkehr verzichten 47

Hunger und Appetit 48

Was geschieht beim Fasten? 54

Wer sollte nicht fasten? 59

Alleine fasten – oder in der Gruppe? 61
    Alleine fasten 62 • Gemeinsam fasten 62

Die Fastenkrise 65

Wie lange soll man fasten? 67
    Das Morgenfasten 67 • Eintägiges Fasten 68
    Einwöchiges Fasten 68 • Längeres Fasten 69
    Fasten im Alltag 69

Vorbereitung auf das Fasten 74

Das Fasten selbst   77
    1. Fastentag 77 • Worauf Sie vor allem am 1. Fastentag achten sollten 79 • Die weiteren Fastentage 80

Das Fastenbrechen und die Aufbautage   82

Das Hildegard-Fasten   85

Die Ernährung nach dem Fasten umstellen   86

Fastenbegleitende Maßnahmen   87
    Körperpflege 87 • Wasseranwendungen 88
    Massagen 89 • Mund- und Zahnpflege 91
    Intimpflege 93 • Bewegung und frische Luft 93
    Meditation und Entspannung 97 • Neue Wege suchen 106

Das Leben der Hildegard von Bingen   109
    Geschichtlicher Hintergrund 109 • Hildegards Lebensgeschichte 112

Literatur und Bezugsquellen   121

Register   125

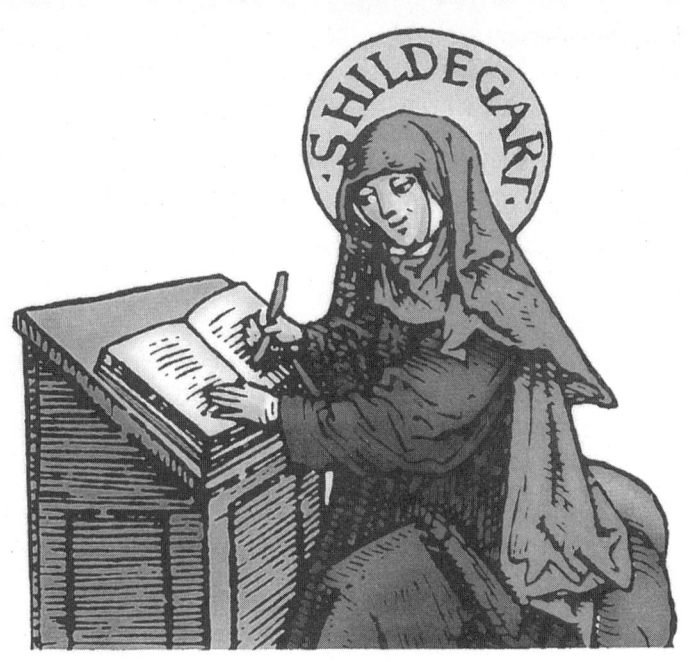

Hildegards Lehre vom „rechten Maß"

HILDEGARD von Bingen hat zu den meisten Bereichen des menschlichen Lebens, vor allem zur Gesundheit und zur Spiritualität, ausführliche Mitteilungen hinterlassen. Gesundheit und Glaube gehören für sie untrennbar zusammen:
- Nur ein gesunder Mensch kann Gott fröhlich und in der rechten Art dienen.
- Erst der Glaube schafft die Voraussetzung für eine geistig-seelische – und damit verbunden auch körperliche – Gesundheit.

Deshalb ist es auf den ersten Blick erstaunlich, daß sie keine „Fastenregeln" aufstellt, die den Menschen durch die doch sehr in sein Leben eingreifende Zeit des Fastens begleiten könnten. Im Gegenteil, sie warnt sogar vor „unvernünftigem" Fasten:
„Wenn manche Menschen auf übertriebene Weise beim Essen enthaltsam sind, so daß sie ihrem Körper die richtige, angemessene Stärkung durch das Essen nicht gewähren, und wenn dann auch noch die einen inkonsequent und leichtfertig und die anderen mit vielen schweren Krankheitserscheinungen zu tun haben, dann kommt es manchmal vor, daß in ihrem Körper heftige Unruhen entstehen, weil die Elemente in ihnen gegeneinander aufgebracht werden." (*Causae et Curae*)

Diese einzige Aussage, die Hildegard von Bingen über das Fasten macht, ist um so erstaunlicher, weil ja zu allen Zeiten aus den verschiedensten – nicht zuletzt auch gesundheitlichen Gründen – gefastet wurde. (Deshalb wird in diesem Band auf die Erkenntnisse von Fastenärzten alter und neuer Zeit hingewiesen.) Trotzdem sollte Hildegards Meinung unbedingt ernstgenommen werden. Sie spricht sich ja nicht generell gegen das Fasten aus, sondern nur in solchen Fällen, in denen dieses schädlich werden könnte.

Viel wichtiger ist eine andere Stelle, die gewissermaßen Hildegards Leitmotiv ist und – obwohl sie sich nicht direkt auf das Fasten bezieht – doch richtungsweisend für alle Lebensbereiche des Menschen sein sollte, also auch für das Fasten:
„Die Seele liebt in allen Dingen das rechte Maß (*discretio*). Wann auch immer der Körper des Menschen ohne dieses rechte Maß ißt, trinkt oder etwas anderes dieser Art verrichtet, werden die Kräfte der Seele verletzt. In allen Dingen soll sich deshalb der Mensch das rechte Maß auferlegen." (*Causae et Curae*)

Dies sollte auch beim Fasten beachtet werden. Dabei sollten Sie außerdem bedenken, daß das „rechte Maß" für den einen Menschen das eintägige, für einen anderen das mehrwöchige Fasten sein kann.

Wichtig ist, daß Sie auf Ihren „inneren Arzt" hören. Oft ist unser Körper klüger als wir und lehnt – z. B. im Krankheitsfall – Nahrungsaufnahme von selbst ab. Hildegard hat dies besonders schön ausgedrückt in den folgenden Worten:

> „Wir müssen auf die Stimme unserer Seele hören, wenn wir gesunden wollen!"

Die Geschichte des Fastens

Das Fasten hat eine uralte Tradition. Es wurde und wird sowohl aus religiösen oder allgemein spirituellen als auch aus gesundheitlichen Gründen durchgeführt. Sehr häufig lassen sich diese beiden Bereiche nicht trennen, sondern durchdringen einander:
- Eine aus gesundheitlichen Gründen durchgeführte Heilfastenkur – etwa zur Entgiftung oder zur Gewichtsreduktion – hat auch Auswirkungen auf unser Seelenleben, in das sie heilend und verändernd einzugreifen vermag.
- Religiös oder spirituell motiviertes Fasten wirkt auf unsere körperliche Befindlichkeit, denn es bedeutet – wie jede andere Veränderung der Lebensgewohnheiten – einen massiven Eingriff in die physischen Abläufe.

Aus religiösen Gründen fasten

Fasten ist eine Form der Askese, die zu allen Zeiten und in den meisten Religionen geübt wurde. Askese bedeutet ursprünglich eine bestimmte Lebensweise bzw. die geistige und körperliche „Übung". Zunächst ging es dabei um das Training und die Enthaltsamkeit von Sportlern. So werden heute noch Sportler vor wichtigen Wettkampfentscheidungen in Trainingslagern untergebracht, um sich intensiv und ohne Ablenkungen auf ihren Einsatz vorbereiten zu können.

Daraus entwickelte sich die religiös und ethisch begründete Enthaltsamkeit. Diese kann sich in den verschiedensten Ausformungen zeigen – am häufigsten in der Enthaltung von bestimmten Speisen und Getränken, aber auch vom Geschlechtsverkehr. Mitunter besteht sie in einer völligen Abkehr von allen weltlichen Freuden oder auch von der Gemeinschaft, wie es z. B. bei Einsiedlern oder Mönchsorden mit einem Schweigegelübde der Fall ist. Manchmal kann es dabei zu krankhaften Auswüchsen kommen, wie dies beispielsweise bei den Flagellanten („Geißlern") des späten Mittelalters der Fall war. Auch eine Zeitkrankheit wie die Magersucht – die sich zwar nicht an ein geistiges, sondern ein körperliches Ideal „heranquält" – kann als moderne Ausformung dieser pathologischen Erscheinung betrachtet werden.

Die Askese diente ganz allgemein dazu, sich Gott oder den Göttern näher zu fühlen und durch Verzicht auf weltliche Dinge eine Erweiterung des geistigen Bewußtseins zu erfahren. Besonders wichtig war dies vor allem für Menschen, die kultische Akte durchzuführen hatten (Priester, Schamanen, Medizinmänner). Nur so konnten sie ihre Kräfte konzentrieren und weitere magische Fähigkeiten aktivieren. Besonders im Hinduismus und im Buddhismus spielt die Askese eine große Rolle, denn hier setzt die Erlösung zunächst die Überwindung von Begierden jeglicher Art voraus, durch die innere Freiheit erst erlangt werden kann. Die unsterbliche Seele soll so aus der Materie – die in vielen Religionen als Quelle allen Übels gilt – befreit werden.

Interessant ist, daß manche Religionen die Askese lediglich in Form einiger Fastenregelungen kennen. So wurden im Judentum nur in einzelnen kleinen Gemeinschaften – z. B. bei den Nasiräern und in der Gemeinschaft von Qumran – derartige Forderungen an ihre Mitglieder gestellt. Auch der Islam kennt – bis auf die Sufis und die Derwischorden – nur die morgenländische Form der Askese, das Fasten (Ramadan). Dabei darf während einer bestimmten Zeit nur vor Sonnenaufgang und nach Sonnenuntergang gegessen werden. Da der Ramadan durch die Mondzyklen festgesetzt wird, ist dies für unsere in Deutschland lebenden islamischen Mitbürger oft nicht einfach durchzuhalten. Während in ihren Heimatländern die Tageslänge nicht sehr stark schwankt, müssen sie in Deutschland vor allem im Sommer schon sehr früh aufstehen und abends sehr lange warten, um etwas essen zu können. Bei manchen islamischen Religionsgruppen darf man sich während dieser Zeit nicht waschen und außerdem seine Kleidung nicht wechseln – dies ist für viele Gläubige in einem auf „Hygiene" bedachten Umfeld nicht leicht.

Das Christentum bietet erstaunlich wenige Hinweise zur Askese. Während Johannes der Täufer, den man auch den Wegbereiter Christi nennt, sich in häräne Gewänder kleidete und von Honig und Heuschrecken lebte, ist über Jesus selbst nur sein Rückzug in die Wüste im Neuen Testament dokumentiert – eine Zeit, in der er fastete und betete (Matthäus 4,2). Jesus lehnte sogar die strikte Sabbatheiligung ab, wenn es darum ging, einen Menschen zu heilen – womit er sich die Feindschaft der herrschenden Priesterkaste zuzog.

Jesus war es wichtig, daß diese Formen der Askese keine äußere Zurschaustellung sein sollen, sondern wirkliches inneres Bedürfnis. Er sah auch sehr deutlich, daß Askese oder Nicht-Askese gleichermaßen falsch ausgelegt werden können. So wird er folgendermaßen zitiert:
„Johannes ist gekommen, aß nicht und trank nicht, so sagen sie: Er hat den Teufel. Des Menschen Sohn ist gekommen, ißt und trinkt, so sagen sie: Siehe, wie ist der Mensch ein Fresser und ein Weinsäufer." (Matthäus 11, 18 und 19)
Von Jesus gibt es denn auch kein einziges Fasten- oder sonstiges Askese-Gebot. Überliefert ist lediglich seine Bitte an die Jünger:
„Wachet und betet, daß ihr nicht in Anfechtung fallet. Der Geist ist willig; aber das Fleisch ist schwach." (Matthäus 26,41).

Die asketischen Züge, die später das Christentum prägten, gelangten vor allem durch die Qumram-Gemeinschaft sowie durch die griechische Gnosis in dieses religiöse Umfeld. Im Mönchtum, in verschiedenen Orden und in der Mystik erfuhren sie ihre volle Ausprägung. Das bewußte Streben nach Vollkommenheit war eine wichtige Triebkraft dieser Bewegung, die den Leib des Menschen (Materie) als von Sünden belastet ansah. In diesem Zusammenhang bedeutete Askese auch immer Selbstbestrafung und das Streben, der „sündigen" Leiblichkeit zu entfliehen.

Sowohl Jesus als auch Hildegard von Bingen dagegen sehen den Leib des Menschen als die Materie gewordene Möglichkeit, Erfahrungen zu sammeln, sich weiterzuentwickeln und anderen Gutes zu tun. So betont Jesus, wie wichtig es ist, sich selbst zu lieben und zu akzeptieren, um seinen Nächsten lieben zu können: „Liebe deinen Nächsten wie dich selbst." (Markus 12,31) Hildegard von Bingen betont immer wieder die *discretio* – das rechte Maß –, die auch in der Askese beachtet werden sollte, damit ein Mensch nicht aus dem Gleichgewicht gerät und dann seine gottgewollten Aufgaben – seine eigene Entwicklung und seine tätige Anteilnahme am Schicksal seiner Mitmenschen – nicht mehr erfüllen kann. Gerade ihre Ausführungen zur Sexualität sind sehr aufschlußreich. Näheres dazu finden Sie im Band *Frauenheilkunde*.

Die gebräuchlichste Form der Askese war wohl zu allen Zeiten das Fasten. Aber auch hier muß wieder unterschieden werden zwischen dem eigentlichen Fasten – also einer zeitweiligen, völlig oder teilweise durchgeführten Nahrungsenthaltung – und dem vorübergehenden oder ständigen Verzicht auf bestimmte Speisen und Getränke (vor allem Fleisch, Fisch und Wein).

Es gab und gibt verschiedene Gründe, aus spiritueller Motivation zu fasten:
Manchen Nahrungsmitteln wurden schädliche Auswirkungen zugeschrieben. Anmerkungen in dieser Richtung finden wir

auch bei Hildegard von Bingen. Lesen Sie dazu bitte in den Bänden *Ernährungslehre* und *Pflanzen- und Kräuterkunde* nach. Diese schädlichen Kraftausstrahlungen beeinträchtigen nach Ansicht vor allem der östlichen Religionen das „Mana" des Menschen. Unter diesem Begriff versteht man eine übernatürliche Kraft, die in Naturerscheinungen, Dingen, Tieren, aber auch im Menschen wirksam sein kann. Meistens sind es Häuptlinge, Zauberer oder Medizinmänner, die über sie verfügen, aber sie ist unter bestimmten Voraussetzungen auch bei anderen Menschen vorhanden.

Das Fasten diente der Sammlung und Stärkung von Willenskräften, z. B. vor einem Kriegs- oder Jagdzug. Für diese Unternehmungen war die emotionale Stärke mindestens genauso wichtig wie die körperliche Kraft.

Durch das Fasten sollte in vielen Religionen der Körper vor wichtigen rituellen Handlungen „gereinigt" werden. Im Hinduismus geschieht dies heute noch vor bestimmten Wallfahrten. Auch vor dem Beginn der Initiationsriten fasten die Menschen bei vielen Stämmen – beispielsweise bei den Indianern –, um für diese Zeremonien in den richtigen Bewußtseinszustand zu gelangen. Junge Indianer gehen heute noch oft in die Einsamkeit, wo sie fasten und meditieren, um ihren Namen zu finden, der ihnen – oft erst nach Wochen – im Traum offenbar wird.

Als persönliches Opfer wird das Fasten den Göttern dargebracht, wenn ein Mensch seine Reue für eine falsche Handlung zeigen will oder wenn er eine bestimmte Gunst der himmlischen Mächte erbitten möchte. Dies war im alten Ägypten und in Babylon der Fall und ist heute noch üblich im Islam und im katholischen Glauben.

Fasten dient als Mittel, Ekstase, Visionen und besondere Träume herbeizuführen. So kann ein direkter Kontakt mit dem Göttlichen hergestellt werden, und der Fastende wird zu besonderen Leistungen befähigt. Schamanen und Medizinmänner praktizieren deshalb das Fasten. Im Yoga dient es in Verbindung mit anderen Formen der Askese der Reinigung, der Weltentsagung und der Befreiung vom Karma (Schicksal, das durch viele Wiedergeburten bestimmt wird). Gefastet wurde auch als Zeichen der Trauer. Es gab außerdem Fastenpraktiken zur Schulung der geistigen Aktivität wie etwa bei der griechischen Philosophenschule der Pythagoräer. Mitunter wurden allgemeine Fastenzeiten angesetzt, um Naturkatastrophen abzuwenden. Von den Spartanern und Persern wird berichtet, daß sie ihre heranwachsenden Jugendlichen an immer länger werdende Fastenzeiten gewöhnten, damit sie mehr Stärke und Widerstandskraft entwickelten.

In den großen Weltreligionen ist das Fasten meistens an feste Zeiten gebunden:
Im Islam ist das Fasten für den Ramadan vorgeschrieben. Dabei handelt es sich um den neunten Monat des islamischen Mondjahres.
Die Fastenzeit wird mit dem Bairam, dem Fest des Fastenbrechens, beendet. Mohammed sagte über das Fasten:
„Beten führt auf halbem Wege zu Gott, Fasten bringt uns an die Tür des Himmels."
Obwohl Buddha Mäßigung beim Fasten lehrte (genauso wie es auch Hildegard von Bingen anrät), entwickelte sich gerade im Buddhismus die Fasten-Askese besonders streng. Die meisten buddhistischen Mönche und Nonnen nehmen nur eine tägliche Mahlzeit am späten Vormittag ein. Daneben gibt es monatliche Fastentage. Für Buddha war vor allem die Entwicklung eines höheren geistigen Bewußtseins durch das Fasten wichtig. So ist der folgende Ausspruch von ihm überliefert:
„Wenn all mein Fleisch hinwegschwindet, immer heller die Seele wird, immer fester des Geistes Wachsein und Weisheit und Versenkung steht."
Auch die ägyptischen Pharaonen fasteten vor großen religiösen Festen mehrere Tage lang.

Die Pythia von Delphi durfte das Orakel erst nach einer Fastenreinigung von 24 Stunden befragen.

Aus dem Alten Testament ist ersichtlich, daß Fasten weniger als Möglichkeit verstanden wurde, zur Vollkommenheit zu gelangen, sondern eher als Akt der Demut und Buße, um die Folgen des Zornes Gottes abzuwenden. So heißt es im 1. Buch der Könige (21,27) über den jüdischen König Ahab, der sich eines Totschlags schuldig gemacht hatte und deswegen von Elia verwarnt worden war:

> „Da aber Ahab solche Worte hörte, zerriß er seine Kleider und legte einen Sack an und fastete und schlief im Sack und ging jämmerlich einher."

Später gab es in der jüdischen Religion auch offizielle Fastentage, z. B. am Versöhnungstag. Offensichtlich veräußerlichten sich diese Fastenpraktiken aber schon bald, denn Jeremia tadelt diese mit scharfen Worten, indem er die folgende Botschaft Gottes übermittelt:

> „Denn ob sie gleich fasten, so will ich doch ihr Flehen nicht hören; und ob sie Brandopfer und Speisopfer bringen, so gefallen sie mir doch nicht." (Jeremia 14,22)

Jesus spricht sich gegen das Fasten aus, wenn es nur dem äußeren Schein dient. Im Matthäusevangelium heißt es kurz nach seiner Einsetzung des Vaterunsers:

> „Wenn ihr fastet, sollt ihr nicht sauer leben wie die Heuchler; denn sie verstellen ihr Angesicht, auf daß sie vor den Leuten scheinen mit ihrem Fasten. ... Wenn du aber fastest, so salbe dein Haupt und wasche dein Angesicht, auf daß du nicht scheinest vor den Leuten mit deinem Fasten, sondern vor deinem Vater, welcher verborgen ist." (Matthäus 6, 16–18)

Die katholische Kirche regelte 1966 das Fastengebot neu. Fastentage sind nun die Zeit vor Ostern (von Aschermittwoch bis zur Osternacht) und alle Freitage, die keine Feiertage sind. An diesen Tagen darf ein gläubiger Katholik kein Fleisch essen. Am Aschermittwoch und Karfreitag darf er nur eine Hauptmahlzeit zu sich nehmen.

Der Philosoph und Priester Romano Guardini (1885–1968) führte selbst eine sehr strenge Fastenzeit durch und beschreibt seine Erfahrungen in dem Buch *Der Herr. Betrachtungen über die Person und das Leben Jesu Christi* folgendermaßen:

„Beim Fasten geht etwas Innerliches vor sich. Der Körper wird gleichsam aufgelockert. Der Geist wird freier. Alles löst sich, wird leichter. Last und Hemmungen der Schwere werden weniger empfunden. Die Grenzen der Wirklichkeit kommen in Bewegung: Der Raum des Möglichen wird weiter, der Geist wird fühliger. Das Gewissen wird hellsichtiger, feiner und mächtiger. Das Gefühl für geistige Entscheidungen wächst."

- Die Fastengebote der Orthodoxen Kirche sind wesentlich strenger, denn sie sehen einen Verzicht nicht nur auf Fleisch, sondern auch auf Eier, Milch und Milchprodukte, Fisch, Öl und Wein vor.

In den katholischen Kirchen sind während der Fastenzeit die Altäre mit den Fasten- oder Hungertüchern bedeckt. Dieser Brauch bildete sich Ende des 10. Jahrhunderts heraus und bedeutete ursprünglich den Ausschluß des sündigen Menschen vom Kultgeschehen. Daher stammt auch der sprichwörtliche Ausdruck, daß jemand „am Hungertuch nagt".

Aus gesundheitlichen Gründen fasten

Das deutsche Wort „fasten" hängt mit dem Wort „fest" zusammen – z. B. an etwas festhalten oder auch „Festsein" in einer Versuchung. Beide Worte gehen auf das althochdeutsche „fastan" zurück.

Heilfasten – also das Fasten aus gesundheitlichen Gründen – wird zur Schonung der Verdauungs- und Ausscheidungsorgane, vor allem der Nieren, sowie zur Gewichtsabnahme, besonders bei Fettleibigkeit, durchgeführt. Man unterscheidet Vollfasten, auch „Nulldiät" genannt, und Saftfasten, wobei Obst- und Gemüsesäfte getrunken werden dürfen.

Ursprünglich aus religiösen Gründen durchgeführt, fand das Fasten bald Aufnahme in medizinische Therapien. Sogar verschiedene Kirchenväter äußerten sich über die gesundheitliche Wirkung des Fastens. So der heilige Johannes J. Chrysostomos (zwischen 344 und 354–407):

> „Es bezähmt die Wollust und den Zorn, erweckt die Urteilskraft, verleiht den Gedanken Lebhaftigkeit und Klarheit, macht den Körper gewandt, verscheucht die nächtlichen Phantasien, heilt Kopfschmerzen und ist den Augen förderlich."

Basilius der Große (330–379), der den Einfluß der asketischen Tradition durch die Aufstellung verschiedener Regeln für das Mönchsleben fortführte, meinte nicht nur, daß Fasten Frohsinn gäbe, sondern auch die Freude am Essen wiederherstelle:

> „Wie ein vorausgehender Hunger das Mahl wohlschmeckend macht, so würzt auch das Fasten den Genuß des Lebens und der Speise, besonders, wenn man wieder essen und tanzen darf."

Johannes Cassianus (360– zwischen 430 und 435), der lange Zeit unter Eremiten in Ägypten lebte und mit seinen Schriften über die Askese einen großen Einfluß auf das Mönchtum vor allem im südlichen Frankreich hatte, schreibt:

> „Wenn der Leib fett wird, wird auch die Seele fett und stumpf. Das viele Essen mindert die geistige Wachheit des Menschen. Leibliche und seelische Gesundheit bilden eine Einheit."

Auch Anastasios (er starb kurz nach 700), der Abt des Katharinenklosters auf dem Sinai war, äußert sich positiv über die gesundheitliche Wirkung des Fastens.

„Siehe da, was das Fasten bewirkt. Es heilt die Krankheiten, trocknet die überschüssigen Säfte im Körper aus, vertreibt die bösen Geister, verscheucht verkehrte Gedanken, gibt dem Geist größere Klarheit, macht das Herz rein, heiligt den Leib und führt schließlich den Menschen vor den Thron Gottes. Eine große Kraft ist das Fasten und verschafft große Erfolge."

Aber schon Jahrhunderte vor den Kirchenvätern sprach sich der griechische Arzt Hippokrates (ca. 460–370 v. Chr.) für das Fasten aus:
„Füttert man den Kranken allzu üppig, so füttert man auch die Krankheit."
Mit anderen Worten: Läßt man den Kranken voll- oder teilfasten, dann hungert man die Krankheit aus.
Auch der griechisch-römische Arzt Galen (ca. 129–199) sagte:
„Fasten reinigt den ganzen Körper."

Noch viel früher finden sich Fastenempfehlungen bereits auf Tontafeln der Sumerer aus der Zeit um 2 200 v. Chr. In China sollen sogar schon um 2 800 v. Chr. entsprechende Aufzeichnungen gemacht worden sein. Die wohl älteste Fastentradition findet sich in den *Veden,* den heiligen Schriften der Inder, die in die Zeit zwischen 10 000 und 1 500 v. Chr. zurückreichen.

Über die Vorteile des jahreszeitlich bedingten Fastens und dessen positive Wirkung auf Gesundheit und Leistungsfähigkeit kann man auch in Berichten über das Volk der Hunzas nachlesen. Der Hunza (oder Hunsa) ist ein Fluß in Pakistan. Zwischen den beiden Weltkriegen stießen die ersten europäischen Forscher in dieses Gebiet vor und berichteten übereinstimmend über die erstaunliche Gesundheit dieses „Griechenvolkes im Himalaja". Die Bezeichnung rührt wahrscheinlich von der Hellhäutigkeit der Hunzas her, von denen es heute kaum noch 30 000 gibt. Die Hunzas bauten Getreide, Hülsenfrüchte und

Obst (besonders Aprikosen, Walnüsse und Maulbeeren) an. Dazu kam ein wenig Viehzucht. Dennoch war diese bäuerliche Grundlage nicht ausreichend, um die Bevölkerung in den Frühlingsmonaten zu ernähren, so daß sie zur Reduktion der Nahrung (Fasten) gezwungen waren.

Die Folge: Sie erfreuten sich allgemein einer guten Gesundheit und sozialer Harmonie, bis sie von der Zivilisation entdeckt und mit deren „Vorteilen" beschenkt wurden. Mit der Einfuhr haltbarer Nahrungsmittel und dem Unnötigwerden des jahreszeitlichen Fastens zogen die ernährungsbedingten Zivilisationskrankheiten wie z. B. Karies, Fettsucht, Steinbildung usw. ein. Es ist im Zusammenhang mit dem Fasten übrigens interessant, daß gerade das Volk der Hunza das Träumen als Wegweiser im Leben sehr kultivierte.

Anfang des 18. Jahrhunderts veröffentlichte der berühmte Arzt Friedrich Hoffmann (1660–1742), der übrigens die bekannten „Hoffmannstropfen" erfand, eine auch heute noch lesenswerte Schrift unter dem Titel „Vorstellung des herrlichen Nutzens der sog. Hungerkur oder wie mancher schweren Krankheit durch Enthaltung von Speisen abzuhelfen ist."

Die Kenntnis vom Heilfasten und seiner Wirkung war im Altertum und im Mittelalter und sogar noch bis zu Anfang des 19. Jahrhunderts allgemein verbreitet, wurde dann aber geradezu „vergessen". Erst gegen Ende des vergangenen Jahrhunderts wurde das Heilfasten von dem amerikanischen Arzt Dr. Edward Dewey wiederentdeckt. Er stieß darauf durch verschiedene Patienten, die eine instinktive Abneigung gegen die Nahrungsaufnahme hatten, wie dies ja bei verschiedenen Krankheiten der Fall ist. Seine Erfahrungen bestätigten ihn immer mehr in der Annahme, daß darin kein Irrtum der Natur zu sehen sei, sondern eine sinnvolle Maßnahme, die die Selbstheilungskräfte des Körpers fördert. Im Vorwort zu seinem Buch *Das heilende Fasten* schreibt er:

„Dieses Buch ist die Geschichte, die sich im Geiste eines Arztes im Laufe seines Berufslebens abspielte. Nach einem Anfang in Unwissenheit und umgeben von Nebeln medizinischen Aberglaubens kommt der Verfasser schließlich zum Glauben, daß die Natur allein die Krankheiten heilen kann. Die in diesem Buch dargestellte hygienische Methode ist einzigartig und revolutionär. Ihre praktische Anwendung ist ausreichend erprobt, ihr physikalischer Wert unbestreitbar. Jede Zeile dieses Werkes ist in der festen Überzeugung geschrieben, daß die den Körper unterwühlenden Arzneien und die übliche Krankenernährung des Zeitalters unwürdig sind, in dem wir leben."

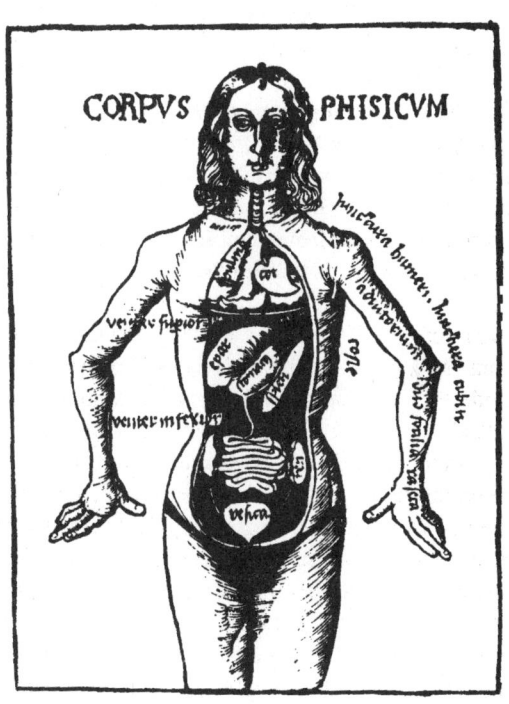

Dewey unterschied zwei Arten des Fastens: das Vollfasten und das Morgenfasten. Beim *Vollfasten* durfte nur Wasser genossen werden, auf jede feste Nahrung wurde verzichtet. Das *Morgenfasten* bestand im Fortfall der Morgenmahlzeit. Während des Morgenfastens wurde ebenfalls Wasser getrunken, aber nur so viel, wie zur Durststillung nötig war.
Beide Formen des Fastens verordnete er bei Magen- und Darmkrankheiten, Fettsucht, zur Behebung von Körperschwäche und allgemeiner Mattigkeit sowie gegen Depressionen. Sein Grundsatz war: Nicht das Essen, sondern die Ruhe stellt die Nervenkraft wieder her. Essen verbrauche ebensoviel Nervenkraft wie arbeiten. Um gesund zu bleiben oder wieder gesund zu werden, sei in erster Linie Fröhlichkeit nötig.

Zur gleichen Zeit trat auch der amerikanische Arzt Dr. Tanner für die Fastenkur ein. Unter der Kontrolle einer medizinischen Akademie unterwarf er sich im Selbstversuch einer 40tägigen Fastenkur, bei welcher er nur klares Wasser zu sich nahm. Während dieser Zeit nahm er 33 Pfund an Gewicht ab – aber schon acht Tage nach Beendigung des Fastens hatte er sein normales Gewicht wieder erreicht. Damit widerlegte Tanner den häufigen Einwand, daß Fastenkuren eine Gefährdung des Patienten sein könnten.

Die Ärztin Dr. Linda Burfield, eine Schülerin Dr. Deweys, erweiterte dessen Methode durch die Anwendung von Klistieren, Wasseranwendungen, Massage, Gymnastik und vegetarische Kost in der Nachkur. Somit waren es drei amerikanische Ärzte, die das Fasten als Heilmittel wieder einführten. In Europa allerdings dauerte die Anerkennung dieses Verfahrens länger – noch 1928 wurde auf der VIII. Tagung der „Gesellschaft für Verdauungs- und Stoffwechselkrankheiten" in Amsterdam die klinische Anwendung des Fastens abgelehnt.

Dabei hatte der Nestor der deutschen Fastentherapie, Dr. Otto Buchinger (1878–1966), bereits eigene Erfahrungen mitzuteilen: Als 40jähriger Generaloberarzt der Marine erkrankte er 1918 unheilbar an chronischer Arthrose. Er wurde pensioniert und befand sich in einer verzweifelten Lage. Eine 19tägige Fastenkur, in der er nur Wasser zu sich nahm, heilte ihn für immer von seinem Leiden. Durch die Wiedereinführung des Heilfastens (Buchinger-Kur) in die neuzeitliche Therapie und durch dessen wissenschaftliche Erforschung bereicherte er die modernen naturheilkundlichen Heilmethoden.

Heute ist das Fasten wieder weit verbreitet. Es gibt sogar Fastenkliniken, in denen unter ärztlicher Beobachtung und begleitet von der Betreuung durch Psychotherapeuten Krankheiten durch Fasten behandelt und geheilt werden. Viele Menschen, die nicht krank sind, fasten auch – allein oder in der Gruppe – aus gesundheitlichen oder aus spirituellen Gründen.

Warum fasten?

WIE AUS dem kleinen historischen Exkurs zu ersehen ist, gab es immer schon verschiedene Gründe für das Fasten, die aber immer zusammenwirkten, indem sie den gesundheitlichen mit dem spirituellen Aspekt vereinten.

Aus medizinischer und psychologischer Sicht ist es besonders interessant, daß in den religiösen Gesetzgebungen sowohl kurze Zeiten – meistens nur einzelne Fastentage in einem wöchentlichen Zyklus (in der christlichen, vor allem der katholischen Kirche ist dies traditionell der Freitag) – als auch eine wiederkehrende lange Fastenzeit einmal im Jahr vorgeschrieben sind. Die wöchentliche „Erinnerung" hilft dem Gläubigen, sich auf die große Fastenzeit einzustellen und sie – anstatt als alljährliche „Belästigung" – als Bereicherung für sein körperliches und geistiges Erleben freudig zu erwarten.

Gleichzeitig dienen solche Fastentage als eine Auffrischung der durch die länger durchgehaltene Fastenzeit bewirkten Reinigung des Körpers von Giften und Schlacken. Wer nämlich das Jahr über Fastentage einhält, steht eine längere Fastenzeit ohne Entbehrung und Qual besser durch. Je weniger die Gewebe erneut „verschlacken", desto mehr wandelt sich die große jährliche Fastenkur von der beschwerlichen Heilkrise zur befreienden Erholungszeit.

Heute wird vielfach eingewendet, die Ernährungs- und Fastenvorschriften der verschiedenen Religionen hätten ihren tieferen – und damals sehr „vernünftigen" – Grund in den ungünstigen hygienischen Verhältnissen und den unzureichenden medizinischen Möglichkeiten gehabt. Beispiele:
Mit dem Verbot von Schweinefleisch wollten Moses und Mohammed die Gläubigen vor den gefährlichen Trichinen und damit vor dem Schweinebandwurm schützen.

Mit der Festlegung der 40tägigen Fastenzeit vor Ostern wollten die Kirchenväter in den Ländern des Vorderen Orients die Menschen davor bewahren, an den alten Nahrungsvorräten aus dem vergangenen Jahr zu erkranken, die durch die Feuchtigkeit der winterlichen Regenperiode oder durch Ratten, Insekten o. ä. verdorben gewesen sein könnten.

Die Frage stellt sich also: Warum sollten wir heute noch fasten, wo moderne Hygiene, Lebensmittelüberwachung und Kühlschränke dieses Problem im Griff haben? Dabei können wir auf die Erfahrungen zurückgreifen, die wir im Kapitel „Geschichte des Fastens" dieses Bandes nachlesen konnten: Beim Fasten geht es vor allem um spirituelle Erfahrungen und/oder um die Erhaltung und die Wiedergewinnung der Gesundheit durch eine reduzierte Nahrungsaufnahme.

Moses, Jesus, Mohammed und viele andere Religionsstifter machten die Erfahrung, daß Fasten die Sinne, den Geist und die Seele öffnet. Der fastende Mensch wird offen für die ganze Wirklichkeit und erfährt eine Erweiterung seines Bewußtseins. Moderne Menschen, die sich ähnlich strengen Fastenkuren unterziehen, berichten von ähnlichen Erfahrungen. Sie erleben eine vorher nicht gekannte geistige Befreiung und können das Gefühl der Spaltung zwischen Leib und Seele überwinden. Hinzu kommt, daß sich ihr Wohlbefinden steigert, die geistige Beweglichkeit zunimmt; nervöse Spannungen lassen nach, und sie erleben mehr Gelassenheit gegenüber den Beanspruchungen und Belastungen des Alltags. Gerade dies sollte Menschen ermutigen, die aus dem Grunde nicht fasten, weil sie glauben, daß ihr Alltag sie fordert oder sogar überfordert. Das Fasten ist zwar einerseits eine Herausforderung an Körper, Geist und Seele – andererseits ist es eine Möglichkeit, alle unsere Kräfte zu stärken.

In Übereinstimmung mit den Klassikern der Heilkunst, deren Äußerungen zum Fasten im vorangegangenen Kapitel zitiert wurden, betrachtet auch die moderne Naturheilkunde das Fasten als eine der elementaren Methoden zur Wiedererlangung und Erhaltung der Gesundheit. Oft wird die Fastenkur als „Operation ohne Messer" bezeichnet, weil sie zahlreiche Leiden ohne chirurgischen Eingriff zu heilen vermag.

Der Heilerfolg des Fastens beruht auf folgenden Vorgängen: Zahlreiche Organe werden für eine bestimmte Zeit von Belastungen befreit, die mit den Verdauungsprozessen zusammenhängen, und können so ausruhen oder sogar ausheilen. Andererseits muß der Stoffwechsel aufrechterhalten werden, denn ohne ständigen Energieumsatz ist Leben nicht möglich. Da aber während des Fastens die Energiezufuhr von außen unterbleibt, müssen die im Körper angesammelten Reservestoffe „angegriffen" werden. Dadurch werden auch die durch andere medizinische Maßnahmen nur schwer auflösbaren Stoffwechselschlacken ausgeschwemmt. Neben Harnsäurerückständen, Fettdepots und Kot werden auch minderwertige, im Absterben begriffene Zellen abgebaut und ausgeschieden. Außerdem wird der Kreislauf entlastet, weil durch die Entleerung des Magens und des Darms seine Aufgaben erleichtert werden.

Die allgemeine Entlastung des Herzens und die Stabilisierung des Kreislaufs stärken auch die Widerstandskraft des Körpers gegen äußere Einflüsse. Die bessere Durchblutung der Gewebe sorgt für einen schnellen Abtransport von Substanzen, die für den Körper giftig sind. Durch die Auflösung von Stoffwechselschlacken im Darm wird krank machenden Keimen der Nährboden entzogen.

Fast alle chronischen Krankheiten beruhen auf Stoffwechselstörungen – das bedeutet: Die physiologischen Prozesse, durch welche die Gewebe des Körpers sich ernähren oder regenerieren, laufen nicht mehr „ordnungsgemäß" ab. Sie finden entweder zu schnell oder zu langsam statt. Hier kann das Fasten zu einer Harmonisierung führen, die die natürliche „Ordnung" wiederherstellt. Auf diese Art und Weise wird die von Hildegard betonte *discretio,* also das rechte Maß, gewahrt, das Körper, Geist und Seele in einem gesunden Gleichgewicht hält.

Die meisten Patienten fasten, weil sie an Gewicht verlieren wollen. Dazu ist zu sagen: Eine Fastenkur ist ein idealer Weg, um schnell abzunehmen. Aber: Danach nimmt man schnell wieder zu und erreicht innerhalb kurzer Zeit das Ausgangsgewicht, wenn es zu keiner Nahrungs*umstellung* kommt. Andererseits kann aber gerade die Erkenntnis, durch das Fasten einiges von dem lästigen Übergewicht losgeworden zu sein, dazu motivieren, sich in Zukunft bewußter zu ernähren. Darauf wird im Kapitel „Die Ernährung nach dem Fasten umstellen" ausführlich eingegangen werden.

Auch gesundheitliche Gründe können Anlaß für eine Fastenkur sein. Mitunter zwingt uns unser Körper – der ja in vielem weiser ist als wir –, auf Nahrungsaufnahme zu verzichten. Bei vielen Erkrankungen, vor allem wenn diese mit Fieber verbunden sind, widerstrebt es uns zu essen, und wir fasten rein instinktiv. Während einer Krankheit ist der Körper so stark mit deren Abwehr beschäftigt, daß er alle nicht lebensnotwendigen „Systeme" mehr oder weniger abschaltet. Der Verdauungsprozeß benötigt viele Energien, die jetzt besser eingesetzt werden können.
Bewußtes Fasten kann bei zahlreichen Krankheiten sehr wirksam sein, weil es die Organe entlastet und manche Leiden regelrecht „aushungert". Außerdem wird Fasten nicht nur bei Über-, sondern auch bei Untergewicht oft mit Erfolg als Therapie eingesetzt.

Auch heute wird noch – und inzwischen wieder vermehrt – aus spirituellen und religiösen Gründen gefastet. Durch Fasten verändert sich unser Bewußtsein, wir werden offener für geistige Dinge. Diese Art des Fastens ist entweder an die kirchlichen Fastentage gebunden – als Vorbereitung auf die großen Kirchenfeste wie Ostern und Weihnachten –, oder es wird freiwillig durchgeführt, auch von Menschen, die keiner Konfession angehören.

Aus welchen Gründen auch gefastet wird – in den meisten Fällen wird man nicht nur eine körperliche, sondern auch eine innere „Leichtigkeit" feststellen können. Diese für viele Menschen neuartige Empfindung wird fast durchweg als positiv empfunden. Oft fühlen sich die Betroffenen sogar leistungsfähiger als bei normaler Ernährung. Eine weitere Tatsache, die die wohltuende Wirkung des Fastens auf Körper, Geist und Seele bestätigt, ist, daß sehr viele Menschen, die einmal – freiwillig oder aus gesundheitlicher Notwendigkeit – gefastet haben, mehr oder weniger regelmäßig immer wieder Fastenzeiten einlegen, um diese positive Erfahrung zu wiederholen.

Fasten, um Gewicht zu verlieren

ÜBERGEWICHT ist ungesund. Es macht unbeweglich, unansehnlich und dadurch auch oft unglücklich. Außerdem führt es zu einer erhöhten Anfälligkeit gegenüber verschiedenen Krankheiten wie z. B. Gicht, Herzinfarkt, erhöhtem Blutdruck und Zuckerkrankheit. Übergewicht kann tatsächlich vorhanden oder eingebildet sein. Gegen echtes Übergewicht sollten Sie etwas unternehmen. Bei eingebildetem Übergewicht sollten Sie sich ganz ehrlich fragen, ob die „Idealfigur", die Sie anstreben, wirklich so ideal ist und ob sie überhaupt zu Ihnen paßt. Bedenken Sie dabei, daß Untergewicht ebenso ungesund ist wie Übergewicht!

Jede Maßnahme zur Erreichung einer besseren, schlankeren Figur erfordert Ausdauer und Willenskraft. Es ist unmöglich, im Schlaf schlank zu werden (obwohl natürlich jede Schlafphase eine Art natürlicher Fastenkur ist, weil dann keine Nahrungsmittel aufgenommen werden), und ebenso unmöglich ist es, durch in vielen Anzeigen angepriesene „Wundermittel" an Gewicht zu verlieren, ohne die Gesundheit zu beeinträchtigen. Es geht letztendlich gar nicht darum, möglichst schnell möglichst viel Gewicht zu verlieren – was wirklich zählt, ist die Langzeitwirkung, der anhaltende Erfolg einer solchen Kur.

Wer schlank werden möchte, muß etwas dafür *tun*. Appetitzügler, Abführmittel und harntreibende Mittel versprechen zwar oft eine schlanke Linie ohne Mühe – aber der Effekt ist nicht von Dauer, und überdies ist die regelmäßige Einnahme solcher Medikamente in höchstem Maße gesundheitsschädlich.
- So besteht bei Appetitzüglern Suchtgefahr, und sie verursachen überdies häufig Herzbeschwerden.
- Der ständige Gebrauch von Abführmitteln führt zu Störungen des Verdauungsmechanismus und häufig auch zu Mangeler-

scheinungen, da die Nahrung nicht lange genug im Körper bleibt, um ausreichend verwertet zu werden.
- Harntreibende Mittel verursachen neben Mineralverlusten ebenfalls Herzbeschwerden.
- Reizstromgeräte und Schwitzkuren (z. B. mit Hilfe sog. Saunawäsche) zehren nicht am überflüssigen Fett, sondern lediglich am Geldbeutel.

Hildegard von Bingen führt Übergewicht im wesentlichen auf eine falsche Ernährung zurück:
„Wenn ein Mensch zu fettes Fleisch und anderes fettes Essen oder zu blutreiche Speisen ißt, wird er davon eher krank als gesund. Diese überfetten Speisen können nämlich wegen der zu großen schlüpfrigen Feuchtigkeit, die sich in ihnen befindet, nicht bis zur richtigen, gesunden Verdauung im Magen des Menschen bleiben. Daher soll der Mensch nur mäßig fettes Fleisch und mäßig blutreiche Speisen essen, damit er sie bis zur guten, richtigen Verdauung behalten kann." (*Causae et Curae*)
Aus diesem Grund ist die Nahrungsumstellung nach dem Fasten so wichtig.

Wenn Sie sich zum Fasten entschließen, sollten Sie vorher bedenken, daß sich an den grundlegenden Körperformen nichts ändern läßt. Wer groß gewachsen ist, wird dadurch nicht kleiner. Auch breite oder schmale Hüften, lange oder kurze Beine sind durch das Knochengerüst vorgegeben und müssen so „angenommen" werden, wie sie sind. Woran wir etwas (oder sogar sehr viel) ändern können, ist das „Füllmaterial": vor allem Fett und Muskeln. Dieses straff und geschmeidig zu machen ist ein wesentliches Ziel. Denn dieses „Füllmaterial" ist es letztlich, was über eine gute Figur entscheidet – es ist sozusagen die Modelliermasse, mit der wir selbst allerhand anfangen können.

Vermeiden Sie bei Schlankheitskuren jede Übertreibung! Schlank sein heißt nicht mager sein. Am mageren Körper sind unter der Haut die Knochen sichtbar, während der schlanke Körper nur Haut und Muskeln sehen läßt. Gerade reifere Frauen sollten bei allem, was sie für die Schlankheit ihres Körpers unternehmen, darauf achten, daß sie nicht zu dünn werden. Das läßt sie nämlich wesentlich älter erscheinen. Zuerst merkt man übermäßige Magerkeit am Gesicht, das hohl und eingefallen wirkt. Aber auch der Körper wird knochig und eckig.

Für die schlanke Linie ist es nicht ausreichend, wenn man sich auf eine Abmagerungskur beschränkt. Wesentlich wichtiger ist es, Gymnastik zu machen. Dazu wird im Kapitel „Fastenbegleitende Maßnahmen" Näheres ausgeführt werden. Eine Abmagerungskur kann allerdings die Voraussetzung für eine bessere Figur sein, aber sie erreicht durchaus nicht alles. Denn um einen schönen, ebenmäßigen Körper zu erhalten, ist es von besonderer Wichtigkeit, an bestimmten Stellen abzunehmen (meistens an Bauch, Hüften und Oberschenkeln), während andere Partien (z.B. der Busen) eher verstärkt werden sollten. Durch eine Fastenkur erzielte Gewichtsverluste treten oft gerade an solchen Stellen auf, die eher eine „Aufpolsterung" nötig hätten, während das Fett an den Stellen, wo man es gerne verlieren möchte, durchaus nicht verschwinden will.

Vor einer Abmagerungskur sollte unbedingt ein Arzt konsultiert werden, denn zunächst einmal muß festgestellt werden, woher das überflüssige Fett eigentlich stammt – ob es durch überreichliche oder falsche Ernährung bei mangelnder Bewegung oder vielleicht durch hormonelle Störungen oder andere krankhafte Ursachen entstanden ist. Im letzteren Fall sind Fasten oder eine *Reduktionsdiät* mitunter nicht angebracht, bevor die eigentliche Ursache behoben ist. Außerdem muß der Arzt Ihre Gesundheit – insbesondere die des Herzens – überprüfen, weil sonst statt des Fetts leicht das Herz angegriffen würde.

Für alle Menschen, die vollkommen gesund sind und nur gelegentlich nach einer opulenten Schlemmerei unter überflüssigen Pfunden leiden, sind nicht nur als Mittel zu einer besseren Figur, sondern auch als Weg zu vermehrter Spannkraft gelegentliche Obst- oder Milchtage empfehlenswert.
- Ein *Obsttag* sieht für einen Tag den ausschließlichen Verzehr von Obst und ungesüßten Fruchtsäften vor.
- Bei einem *Milchtag* treten an deren Stelle Milch und fettarme Milchprodukte.

Schlank bleiben ist leicht – schlank werden dagegen wesentlich schwieriger. Deshalb sollten Sie versuchen, das Gewicht, das Sie zwischen dem 25. und 30. Lebensjahr haben (sofern es normal ist), auch zu halten. Regelmäßige und immer zur gleichen Zeit (am besten morgens) durchgeführte Gewichtskontrollen helfen dabei.

Auf der Waage können Sie allerdings nur Ihr Gewicht kontrollieren. *Was* Sie da eigentlich wiegen, ist eine andere Frage: Es kann sich außer um Fett auch um Muskeln, Wasser oder Knochen handeln und sagt gar nichts über den Zustand Ihrer Figur aus. Wenn Sie z. B. vermehrt Sport treiben, nehmen Sie zu – denn Muskeln sind schwerer als Fett. So kann es sein, daß Sie trotz einer Gewichtszunahme schlanker werden. Betrachten Sie also die Waage nur als ein Hilfsmittel, das bei Ihren Bemühungen um eine schlanke Linie nicht die ausschlaggebende Rolle spielt.

Ein sehr viel besseres „Meßinstrument" als die Waage ist Ihr Spiegel. Er kann Ihnen zwar keine auf zwei Stellen hinter dem Komma berechneten Werte über Ihren Körper mitteilen, aber er ist dennoch wesentlich präziser: Er kann Ihnen nämlich haargenau sagen, *wo* die überflüssigen Pfunde zu finden sind. Überdies zeigt er Ihnen schonungslos alle unvorteilhaften Stellen, die durch übermäßigen Fettansatz und mangelnde Muskelbildung schlaff oder sogar schwabbelig geworden sind. So gibt Ihnen Ihr Spiegel – und nicht die Waage – die Möglichkeit, ganz gezielt auf eine bessere Figur hinzuarbeiten – etwa durch Sport, Gymnastik und Massagen. Regelmäßige Kontrollen Ihres nackten Körpers vor dem Spiegel sind deshalb wichtiger als regelmäßige Gewichtskontrollen.

Wenn Fettleibigkeit zu einem gesundheitlichen Problem wird – etwa die Atmungs- oder Herztätigkeit beeinträchtigt –, sollte unbedingt ein Arzt konsultiert werden, unter dessen Anleitung das Fasten oder auch eine Reduktionsdiät durchgeführt wird. Hier sollte man von „eigenmächtigem" Fasten absehen, weil es sonst zu Kreislaufstörungen oder anderen gesundheitlichen Beeinträchtigungen kommen kann.

Wer allerdings nur ein paar Pfunde loswerden möchte, weil Rock- oder Hosenbund kneifen oder sich ein allgemeines Gefühl des Unbehagens und der „Schwere" einstellt, kann ohne weiteres einige Tage fasten, wenn er sich an die Angaben hält, die im Kapitel „Das Fasten selbst" gemacht werden. Denn Fasten bedeutet nicht einfach: nichts essen. Um ein sinnvolles Fasten durchzuführen, bedarf es einer inneren Vorbereitung, begleitender Maßnahmen und vor allem einer Lebensumstellung nach dem Fasten.

Oft ist ein eigentliches Fasten gar nicht nötig – obwohl es natürlich meistens sinnvoll ist, schon wegen der seelischen Erfahrung. Versuchen Sie es zunächst einmal mit einigen kleinen Tricks, um bewußter zu essen. Dabei werden Sie feststellen, daß Sie nicht nur an Gewicht verlieren, sondern auch Ihre Mahlzeiten ganz anders genießen können:
Hildegard von Bingen empfiehlt in *Causae et Curae*, auf das Frühstück zu verzichten. Erfahrungen zeigen, daß dies vielen Menschen hilft, ihre Kalorienaufnahme während des Tages wesentlich zu vermindern. Wer morgens frühstückt, hat oft schon

nach kurzer Zeit wieder Hunger und nimmt daraufhin eine Zwischenmahlzeit zu sich. Wer das Hungergefühl übergeht – das sich meistens nur mit einem knurrenden Magen, aber ohne weitere Beschwernisse bemerkbar macht –, kann ohne Nahrungsaufnahme durch viele Stunden des Tages kommen, wird nicht müde durch den Verdauungsprozeß und kann die Mahlzeit – etwa nach Beendigung des Arbeitstages – viel intensiver genießen. Dabei ist ein erwünschter Nebeneffekt, daß er dabei längst nicht so viel zu sich nimmt, als wenn er schon mehrere Mahlzeiten hinter sich gebracht hat.

Wenn Ihr Magen knurrt, hilft oft ein großes Glas Mineralwasser. Dies sollten Sie auch vor dem Essen trinken, um den größten Hunger zu überlisten.

Nehmen Sie vor den Mahlzeiten einen Rohkostsalat zu sich. Dieser bringt schon ein gewisses Sättigungsgefühl mit sich (obwohl er allgemein als „Appetitanreger" gilt).

Würzen Sie möglichst salzarm – Salz bindet Wasser im Körper! Bevorzugen Sie Kräuter zum Würzen. Viele Anregungen dazu finden Sie in den Bänden *Ernährungslehre*, *Küche aus der Natur* *Pflanzen- und Kräuterkunde*.

Essen Sie von einem kleinen Teller, trinken Sie Wein oder Alkohol aus einem möglichst kleinen Glas. Dieser optische Trick läßt kleine Portionen größer aussehen.

Machen Sie für jeden Einkauf eine Liste – und halten Sie sich strikt daran. Schlankwerden fängt schon im Supermarkt an! Dem Anblick eines leckeren Kuchens sind Sie im Geschäft eher gewachsen, als wenn er bei Ihnen zu Hause auf dem Küchentisch steht.

Machen Sie Ihren Kühlschrank zu einem Ort gepflegter Langeweile. Lassen Sie gar nicht erst kalorienreiche Köstlichkeiten hinein. Füllen Sie ihn lieber mit leckerem Gemüse, Joghurt, Salat und Magerquark.

Bereiten Sie Ihre Mahlzeiten schmackhaft zu und richten Sie sie appetitlich an. Auch wenn es sich nur um drei Salatblätter handeln sollte – machen Sie ein kulinarisches Fest daraus!

Lassen Sie sich beim Essen von nichts ablenken. Wenn Sie nebenbei lesen, fernsehen oder telefonieren, sind Sie möglicherweise so unkonzentriert, daß Sie ganz unbewußt zuviel essen. Genießen Sie Ihr Esssen – den Anblick, den Duft und den Geschmack!
Wenn Sie das Gefühl haben, außerhalb der von Ihnen festgelegten Mahlzeiten etwas essen zu müssen, schauen Sie auf die Uhr, und warten Sie 10 Minuten damit. Beschäftigen Sie sich während dieser Zeit – meistens werden Sie Ihren Hunger dann vergessen haben.
Wenn Sie zum Essen eingeladen sind oder selbst Gäste haben, versuchen Sie, schon während dieses Tages – oder besser noch an den vorausgehenden Tagen – Kalorien zu sparen. Bei einer Einladung sollten Sie sich nicht scheuen, nein zu sagen oder eine kleine Portion zu verlangen – ohne daß Sie große Erklärungen abgeben. Dies wird jeder gute Gastgeber akzeptieren. Wenn Sie selbst der Gastgeber sind, liegt es bei Ihnen, wieviel Sie essen – lassen Sie sich Zeit damit, geben Sie nur eine kleine Portion auf Ihren eigenen Teller, oder lassen Sie auch einmal einen Gang aus. Wichtig dabei ist, daß Sie keine großen Erklärungen abgeben, die Ihren Gästen möglicherweise den Appetit verderben.
Es ist eine bekannte Tatsache, daß das Sättigungsgefühl erst etwa zehn Minuten nach der Nahrungsaufnahme eintritt. Beenden Sie Ihre Mahlzeit deshalb möglichst, bevor Sie sich „satt" fühlen – dieses Gefühl ist bereits das Signal dafür, daß Sie zuviel gegessen haben.
Treiben Sie keinen Mißbrauch mit Ihrem Körper! Die beste Kost der Welt ist vergebens, wenn Sie zuviel rauchen, zuviel Alkohol trinken, nicht genug Schlaf bekommen oder wenn Streß Ihren Körper überwältigt. Achten Sie auf sich selbst und auf das, was Ihnen guttut.
Lassen Sie keine Ihrer neuerworbenen guten Eßgewohnheiten „nervtötend" werden – weder für sich selbst noch für andere. Gestalten Sie Ihren Speisezettel deshalb möglichst abwechs-

lungsreich. Die Auswahl ist groß – wie Sie beispielsweise aus den Bänden *Ernährungslehre* und *Küche aus der Natur* ersehen können. Ihren Mitmenschen gegenüber sollten Sie tolerant und großzügig sein. Das bedeutet einerseits, daß Sie diese nicht in ihren Eßgewohnheiten kritisieren, andererseits, daß Sie nicht ständig über Ihre eigene Diät sprechen, wenn Sie nicht danach gefragt werden.

Wer fastet, um Gewicht zu verlieren, verringert dieses nicht nur, sondern erzielt auch einen Heileffekt im Drüsensystem, das oft an der Entstehung des Übergewichts beteiligt ist. Fasten bedeutet nicht nur Gewichtsabnahme, sondern auch
- Erleichterung der Arbeit aller Körperorgane,
- gesteigerte Ausscheidung und Verbrennung,
- Entlastung des Kreislaufes und der Herztätigkeit,
- Wiederherstellung der „inneren Ordnung".

Jeden Monat eine Fastenwoche und drei Wochen Nachfastenzeit – das ist das ideale Verfahren, um Übergewicht in den Griff zu bekommen. Ein 5- oder 7-Tage-Fasten im 4-Wochen-Turnus können Sie ohne gesundheitliche Beeinträchtigung durchführen, wenn Sie sich an die Regeln der Nachfastenzeit halten, d. h. Ihre Nahrung umstellen. Vollwertige Nahrung garantiert, daß Ihr Körper alles erhält, was er zum Leben braucht, ohne daß Fettpolster oder Eiweißdepots aufgefüllt werden.
Der wichtigste Vorsatz eines solchen Stufenplans: Das jeweils letzte Gewicht einer Fastenzeit sollte eisern gehalten werden. Wer viel Übergewicht abbauen möchte, kann dies in der Nachfastenzeit mit Hilfe von Frischkost oder Reduktionskost tun.

Wie wird man dick?
Wenn die Energiezufuhr durch die Nahrung höher ist als der Energieverbrauch des Körpers, wird man dick. Der Körper legt die überschüssigen Kalorien in den Fettzellen als Vorrat an. Ein Beispiel: Wer jeden Tag 10 Gramm Fett zuviel verzehrt,

nimmt im Jahr etwa 3,6 Kilogramm zu. In fünf Jahren sind das 18 Kilogramm – und schon ist die Figur „aus dem Leim". Das zusätzliche Gewicht belastet Herz und Kreislauf und behindert den Körper in seinen Funktionen.

Wer ist dick?
Wer über dem „Normalgewicht" liegt, hat Übergewicht. Wer weit darüber liegt, ist offensichtlich dick. Das Normalgewicht richtet sich nach der Körpergröße. Wenn jemand z. B. 1,70 Meter groß ist, so zeigt die Zahl hinter dem Komma etwa das Normalgewicht. In diesem Fall sind es 70 Kilogramm. Das Idealgewicht liegt noch etwa 10 Prozent darunter – hier also bei 63 Kilogramm. Bei solchen Berechnungen sind allerdings auch andere Faktoren, beispielsweise ein besonders hohes Skelettgewicht, zu beachten. Außerdem gibt es das „Wohlfühlgewicht", das durchaus darüber liegen kann und wesentlich ausschlaggebender für Gesundheit, Wohlbefinden, Aussehen und Ausstrahlung ist als das errechnete „Idealgewicht".

Wie reduziert man sein Gewicht?
Es gibt nur eine Möglichkeit, Übergewicht abzubauen: Das Fett muß vom Körper verbraucht werden. Dies kann auf zwei Wegen geschehen:
- Dem Körper werden weniger oder – wie bei einer Fastenkur – gar keine Kalorien zugeführt. Dadurch wird er gezwungen, seine Fettreserven anzugreifen und abzubauen.
- Ein zusätzlicher Energiebedarf wird ausgelöst, etwa durch körperliche Arbeit oder Sport.

Am wirksamsten ist eine Kombination beider Methoden.

Wie hält man sein Gewicht?
Wenn das Übergewicht abgebaut ist, gilt es, das erreichte Gewicht zu halten. Hierzu ist kein Fasten mehr erforderlich – es sei denn zur „Auffrischung". Wichtig ist, daß falsche Eßgewohnheiten, die oft jahrelang „eingeübt" worden sind, geän-

dert werden. Die Energiezufuhr durch die Nahrung muß dem Verbrauch des Körpers angepaßt werden. Dabei ist nicht nur wichtig, wieviel, sondern auch, *was* man ißt. Dazu finden Sie nähere Angaben im Kapitel „Die Ernährung nach dem Fasten umstellen".

Aus gesundheitlichen Gründen fasten

*F*ASTEN wird, wie bereits erwähnt, des öfteren als „Operation ohne Messer" bezeichnet. In der Tat hilft es, zahlreiche Krankheiten zu heilen oder zumindest zu lindern. Aber auch als Maßnahme zur Erhaltung der Gesundheit, also als Vorbeugung gegen Krankheiten, ist es geeignet. So beschreibt Dr. Otto Buchinger, den man auch den Vater des modernen Heilfastens nennt, in seinem Buch *Das Heilfasten* acht Stufen, die zu einer Erkrankung führen können:
1. Fehldenken,
2. Unstimmigkeit im vegetativen Zwischenhirn-Zentrum,
3. Elektrolyt-Verschiebung (Mineralmangel im Säftestrom),
4. Blut-Lymphe-Entmischung,
5. Biologischer Sumpf (Lymphe-Stauung im Gewebe),
6. Nährboden,
7. Erreger (Bazillus, Virus, Coccus, Krebszelle usw.),
8. Krankheit.

Zum 1. Punkt, dem „Fehldenken", das sehr häufig zum Auslöser von Erkrankungen wird, rechnen wir den fehlgeleiteten Willen, krankhafte Vorstellungen wie Neid, Haß, Sorgen, Ärger, Angst, Aggressionen, Mißgunst und sonstige negative Empfindungen. Aber auch Bewegungsmangel, ungenügende oder falsche Atmung, falsche Ernährung, fehlende innere und äußere Reinigung, unzweckmäßige Kleidung und ungesunde Wohnverhältnisse (z. B. durch Elektrosmog oder Chemikalien belastet) gehören zu diesem Bereich.

Buchinger sagt, daß die Menschen der Stufen 5 bis 8 fasten müssen, um wieder gesund zu werden. Menschen der Stufen 1 bis 4 sollten fasten, um gesund zu bleiben. Die Kranken sollten sich unbedingt mit einem fastenerfahrenen Arzt oder Heilpraktiker besprechen oder sich in ein Fasten-Sanatorium zu einer Kur überweisen lassen. Die noch Gesunden können allein oder in der Gruppe fasten, wenn der Arzt einverstanden ist und für Notfälle zur Verfügung steht.

Das Heilfasten hilft vor allem als begleitende Maßnahme bei den folgenden Erkrankungen:
Allergien: Bei Allergien kann durch das Fasten die allgemeine Verfassung verbessert werden.
Atemwegserkrankungen: Bronchialasthma und chronischer Rachen-, Luftröhren- und Nasenkatarrh lassen sich durch das Heilfasten oft beträchtlich lindern. Leider kann ein durch Allergien verursachtes Asthma nicht durch Heilfasten gelindert werden.
Augenkrankheiten: Chronische Regenbogenhautentzündung, Netzhautentzündung und grüner Star (Glaukom) können vereinzelt positiv auf das Fasten reagieren. Der Grund liegt wahrscheinlich darin, daß beim Heilfasten der Augeninnendruck absinkt und dadurch die Beschwerden abklingen. Alle Augenkrankheiten bedürfen während der Kur fachärztlicher Kontrolle.
Blutveränderungen: Durch verschiedene Krankheitseinflüsse, z. B. chronische Mandel- und Zahnwurzelentzündung oder -vereiterung sowie chronische Mittelohrentzündung kann es zu Veränderungen im Blutbild kommen. Diese können außerdem als Folge von Medikamenten- und Genußmittelmißbrauch auftreten. In allen diesen Fällen ist Fasten eine Maßnahme zur Reinigung und Harmonisierung.
Drüsenstörungen: Störungen der Funktion der Eierstöcke und der Schilddrüse leiten sich häufig aus Fehlfunktionen des vegetativen Nervensystems her. Hier kann das Fasten ausgleichend und harmonisierend wirken.
Frauenkrankheiten: Bewährt hat sich das Fasten besonders bei Entzündungen der weiblichen Geschlechtsorgane, bei Menstruationsstörungen und -beschwerden sowie bei Beschwerden in den Wechseljahren. Gute Erfolge lassen sich bei Muskelgeschwülsten in der Gebärmutter erzielen, die durch das Fasten

geradezu von selbst verschwinden – im wörtlichen Sinne findet dabei eine „Operation ohne Messer" statt.

Hautkrankheiten: Sehr gut sprechen Hautkrankheiten wie Schuppenflechte (Psoriasis), Ekzeme, Nesselsucht, Hautüberempfindlichkeit, Geschwürneigung und Akne auf das Fasten an. Da es sich bei der Schuppenflechte wahrscheinlich um eine Stoffwechselerkrankung handelt, gegen die die Schulmedizin in den meisten Fällen bis heute noch so gut wie machtlos ist, lassen Fastenkuren diese bei zwei bis drei Wiederholungen innerhalb von zwei Jahren oft vollständig abklingen. Ehe die heilsame Wirkung einsetzt, kommt es allerdings häufig zu einer Verschlimmerung der Symptome.

Herz- und Kreislaufkrankheiten, Erkrankungen der Blutgefäße, Herzasthma, Herzkranzverengung, zu hoher und zu niedriger Blutdruck, Stauungen im Blut- und Lymphgefäßsystem, Folgezustände von Venenentzündungen und Thrombose, Kreislaufstörungen, beginnende Arterienverkalkung sowie *verschiedene Alterserscheinungen* sprechen sehr gut auf das Heilfasten an, das allerdings nur unter ärztlicher Begleitung erfolgen darf. Durch die Entwässerung, die beim Fasten eintritt, wird der Kreislauf entlastet, die Dehnung des Herzens wird geringer, und die damit verbundenen Angstzustände lassen nach.

Lebererkrankungen: Durch das Heilfasten können Leberschwellungen rasch zurückgehen. Im Anfangsstadium kann die Leberzirrhose (chronische Leberentzündung) günstig beeinflußt werden. Gerade die Leber reagiert sehr rasch auf Fasten.

Nervöse Störungen: Nervöse Erschöpfungszustände, chronische Kopfschmerzen, Neuralgien, Nervenentzündungen und Schlaflosigkeit werden – nach mitunter auftretender kurzfristiger Verschlimmerung des Zustandes – durch das Fasten oft nicht nur gelindert, sondern geheilt. Gerade die sehr schwer zu behandelnde Migräne spricht auf Heilfasten besonders gut an. Wenn sie auch nicht in allen Fällen gänzlich geheilt werden kann, treten die Anfälle zumindest weniger heftig und seltener auf.

Nieren- und Blasenleiden: Nieren- und Nierenbeckenentzündung, Blasen- und Nierensteinleiden können durch das Heilfasten als begleitende Maßnahme zur ärztlichen Behandlung gelindert werden. Besonders akute Nierenentzündungen sprechen gut auf das Fasten an. Dieses löst die Krämpfe der zuführenden Arterien und fördert die Durchblutung. Bei einer Schrumpfniere kann das Heilfasten die entscheidende Therapie sein. Vom Fasten absehen sollte man allerdings bei einem Nierenversagen. Da der Urin während der Fastenzeit sich verändert, können Nieren- und Blasensteine angegriffen und zerkleinert werden. Dadurch wird ihr natürlicher Abgang ermöglicht. Gallensteine werden durch das Heilfasten allerdings nicht beeinflußt.

Stoffwechselkrankheiten: Fettsucht und chronisches Untergewicht, Gelenk- und Muskelrheumatismus, Ischias und eine nicht zu weit fortgeschrittene Zuckerkrankheit sprechen sehr gut auf Heilfasten an. Gerade bei der letzteren Erkrankung bessert sich der Gesamtzustand während des Fastens: Begleitende Symptome wie Furunkulose, Sehschwäche und Mundtrockenheit werden gelindert.

Unfruchtbarkeit: Nach Erkenntnissen des bereits zitierten Fastenarztes Dr. Otto Buchinger erhöht eine Fastenkur die Fruchtbarkeit. Übrigens werden dann nach seinen Erfahrungen mehr männliche als weibliche Kinder geboren.

Verdauungsstörungen: Magen- und Darmkatarrhe, Appetitlosigkeit, Leber- und Gallenleiden, Verstopfung und Durchfälle lassen sich häufig durch Heilfasten heilen.

Zahnerkrankungen: Bei Paradontose (Zahnbettschwund) können durch das Heilfasten erstaunliche Erfolge erzielt werden. Um eine bleibende Wirkung zu garantieren, ist eine anschließende Ernährungsumstellung sehr wichtig.

Vorbereitung auf Operationen: Wer – mit ärztlichem Einverständnis – vor einer Operation fastet, erzielt dadurch eine schnellere Ausheilung. Nicht umsonst werden Patienten ja – außer in Notfällen – nur nüchtern operiert.

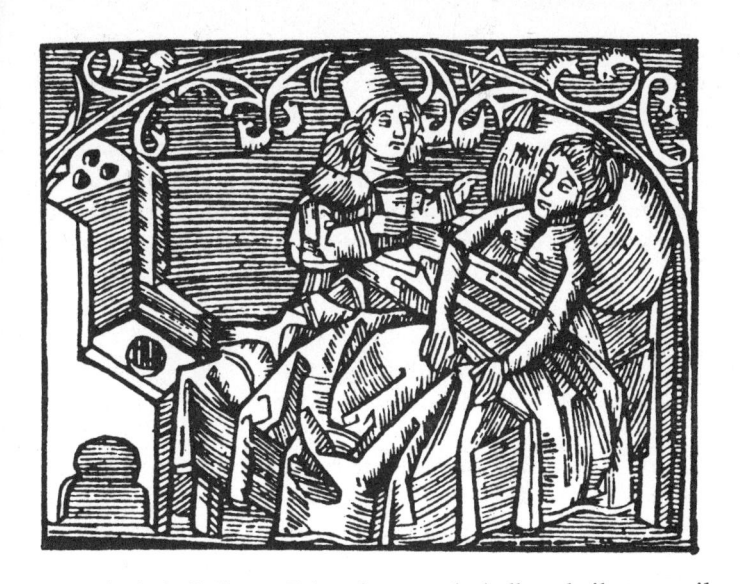

Fasten ist bei all diesen Erkrankungen deshalb so heilsam, weil alle Körperorgane dadurch weitgehend geschont werden. In erster Linie kommt diese Schonung den Verdauungsorganen zugute, die sich während des Fastens ausruhen und ausheilen können. Der Stoffwechsel greift in dieser Zeit auf die im Körper angesammelten Reservestoffe zurück und verbrennt dabei einen großen Teil der im Körper zurückgebliebenen Stoffwechselschlacken. Dadurch führt Fasten zu einer Reinigung des ganzen Körpers, ohne daß lebenswichtige Organe wie etwa das Herz oder das Nervensystem angegriffen werden. Aber nicht nur Stoffwechselschlacken, Harnsäurerückstände und Fettansammlungen werden durch das Fasten verbrannt – auch minderwertige, im Absterben oder Zerfall begriffene Zellen der Gewebe und Organe werden angegriffen. Der Freiburger Fastenarzt Dr. Riedlin kommentierte diesen Vorgang mit den treffenden Worten:

„Die Natur operiert viel feiner als der beste Professor – sie schont das Gesunde und schafft nur das Kranke hinweg."

Gerade bei chronischen Erkrankungen, wie sie bereits aufgelistet wurden, kann das Fasten ein wirkungsvoller Heilreiz sein. Dabei soll man sich nicht von plötzlich auftretenden starken Reaktionen irritieren lassen – etwa durch Schweißausbrüche, Durchfall, Hautausschläge, Trübungen des Urins oder Fieber. Dadurch zeigt der Körper, daß er an seiner Selbstheilung arbeitet. Auf jeden Fall sollten alle solchen Symptome dem Arzt oder Heilpraktiker mitgeteilt werden.

Aus spirituellen Gründen fasten

DAS FASTEN aus religiösen Gründen bedarf hier keiner weiteren Begründung. Die historische Entwicklung wurde bereits im Kapitel „Geschichte des Fastens" behandelt. Interessant ist allerdings, daß auch in der Kirche das Fasten nicht mehr nur auf Ernährungsvorschriften beschränkt ist, sondern auch den Verzicht auf andere „Alltagsgewohnheiten" einschließt. Dies gilt übrigens nicht nur für die katholische, sondern auch für die evangelische Kirche, die Fastenvorschriften eigentlich nicht kennt. Anlaß zum Fasten soll der Verzicht sein – zum einen als Opfer oder Buße, zum anderen als Weg zur inneren Befreiung. Gewohnheiten können nämlich zu Fesseln werden, und der bewußte Verzicht darauf kann ein Akt der Freiheit sein.

Es gibt – auch in der katholischen Kirche – verschiedene Formen des Fastens, die sich nicht auf die Ernährung beziehen. Das Schlagwort „40 Tage ohne ..." ist inzwischen bei Menschen aller Konfessionen und bei Menschen, die keiner Religionsgruppe angehören, verbreitet.

Auf Fleisch verzichten

Die katholische Kirche forderte nie ein 40tägiges Vollfasten vor den Osterfeiertagen. Vorgeschrieben war lediglich der Verzicht auf Fleisch. Daraus entwickelten sich die Fastenrezepte, die vor allem auf der Verwendung von Milch, Eiern, Fisch, Getreide und Gemüse basierten. Diese Art des Fastens sollte den meisten Menschen leichtfallen, da es köstliche Gerichte ohne Fleisch gibt. (Rezepte dazu finden Sie in den Bänden *Ernährungslehre* und *Küche aus der Natur*). Außerdem gibt es viele Vegetarier, für die diese Art des Fastens ohnehin keinen Verzicht bedeutet.

Auf Alkohol verzichten

Wer nur gelegentlich ein Glas Wein oder Bier zum Essen trinkt, wird unter diesem Verzicht nicht schwer zu leiden haben. 40 Tage lang nur Mineralwasser, Obst- und Gemüsesäfte oder Kräutertees zu trinken, wird dann nicht schwerfallen. Anders sieht dies bei suchtgefährdeten Menschen aus. Für diese ergibt sich im freiwilligen Verzicht auf Alkohol die Möglichkeit, für sich selbst auszuprobieren, ob sie ihr Problem selbst in den Griff bekommen oder ob sie die Hilfe eines Therapeuten brauchen. Insofern kann diese Art des Fastens zu einem wirklichen „Heilfasten" werden, das nicht nur die körperliche, sondern auch die seelische Gesundheit positiv beeinflussen mag. Ähnliches gilt für den Verzicht auf Nikotin.

Aufs Auto verzichten

Viele Menschen haben – vor allem, wenn sie auf dem Lande leben – kaum eine andere Transportmöglichkeit als das Auto, um zur Arbeit zu gelangen, ihre Kinder zur Schule oder zum Kindergarten zu bringen oder ihre Einkäufe zu erledigen. Viele andere Menschen aber benutzen das Auto aus reiner Bequemlichkeit. Hier kann eine „Fastenzeit" zum Umdenken – z. B. zu einem stärkeren Umweltbewußtsein – führen. So kann man etwa Fahrgemeinschaften bilden, sich nach Möglichkeiten des Öffentlichen Nahverkehrs erkundigen und wieder einmal das Fahrrad aus dem Schuppen holen. Ein interessanter Nebeneffekt dieser Art des Verzichts ist der Gewinn, den man daraus ziehen kann: Man lernt nach der „Vereinzelung" im Auto eine Menge Menschen kennen.

Aufs Fernsehen verzichten

Das Fernsehen gehört für die meisten Menschen inzwischen zum Alltag. Information, Unterhaltung oder Berieselung sind die Funktionen dieses Mediums. Gerade in Familien mit Kindern ist es interessant, die Auswirkungen von Fernsehverzicht zu beobachten. Da kann man sich z. B. wieder auf gemeinsame Spiele, aufs Musikhören (oder sogar Musizieren) besinnen, lesen und vorlesen, gemeinsam spazierengehen, basteln oder einfach miteinander reden. Wahrscheinlich wird man nach der Zeit der „Enthaltsamkeit" das Fernsehen wesentlich bewußter und sinnvoller einsetzen.

Auf Geschlechtsverkehr verzichten

Die sexuelle Enthaltsamkeit ist nicht nur bei den Gelübden beim Eintritt in ein Kloster von großer Wichtigkeit. Auch Sportler werden aus diesem Grund vor wichtigen Wettkämpfen in Trainingslagern gewissermaßen „isoliert", damit sie ihre Kräfte konzentrieren können. Die moderne Wissenschaft stellt diese Theorie inzwischen in Frage. In spiritueller Hinsicht gilt der Verzicht auf Geschlechtsverkehr immer noch als wichtiges Mittel zur Konzentration geistiger und seelischer Kräfte. Eine zeitlich begrenzte sexuelle Abstinenz kann aber auch eine Liebesbeziehung wieder neu beleben.

Welche Art des Fastens Sie auch wählen – betrachten Sie den freiwilligen Verzicht nicht als eine Art Selbstbestrafung, sondern im Gegenteil als einen Akt der Selbstbefreiung. Es ist eine sehr beglückende und bereichernde Erfahrung, wenn man feststellt, daß man durchaus ohne etwas auskommen kann, das man für lebenswichtig gehalten hatte. Damit hat man sich ein Stück Unabhängigkeit und innere Freiheit erarbeitet – das gibt Selbstvertrauen und weckt neue Kräfte. So ist das Fasten nicht nur körperliche Entschlackung, sondern kann auch zu einer neuen, positiveren Lebenseinstellung führen.

Hunger und Appetit

HUNGER und Appetit sind zwei qualitativ sehr verschiedene Äußerungen unseres Körpers. Während Hunger sich als elementares Bedürfnis – mitunter recht lautstark durch Magenknurren – bemerkbar macht, wenn die Energiereserven aufgefüllt werden müssen, ist der Appetit eine gewissermaßen verfeinerte Reaktion. Das wußte bereits Hildegard von Bingen:
> „Wenn die verzehrte Nahrung in Fäulnis übergeht und eintrocknet, werden die Gefäße von ihrem Saft entleert, das Blut im Fleisch verliert seine rote Farbe und wird wäßrig. Dann wollen die Gefäße wieder angefüllt werden, und das Blut im Fleisch verlangt nach der roten Farbe. Das ist der Hunger, den der Mensch leidet." (*Causae et Curae*)

Während also durch das Essen aus Hunger lediglich ein Bedürfnis gestillt wird, durch welches man seinem Körper den nötigen Brennstoff zuführt, hat das Essen aus Appetit sehr viel mit Genuß zu tun. Zwar findet auch dabei eine Sättigung statt, aber sie ist mit einem größeren sinnlichen Vergnügen verbunden – was zur Folge hat, daß das Essen besser verwertet wird. Das beginnt z. B. schon damit, daß uns beim Anblick oder beim Duft eines leckeren Essens buchstäblich „das Wasser im Munde zusammenläuft". Durch diese Verdauungssäfte kommt es zu einer verbesserten Aufschließung der Speisen.

Hildegard beschreibt dies folgendermaßen:
> „Wenn der Mensch ißt und trinkt, dann führt eine vitale und gut geregelte Kraft im Menschen den Geschmack, den feineren Saft und den Geruch der Speisen und Getränke aufwärts zu seinem Gehirn und erwärmt es, indem es seine feinen Gefäße ausfüllt." (*Causae et Curae*)

Natürlich sind die eigentlichen Verdauungsorgane ebenfalls von wichtiger Bedeutung, aber den größeren Genuß und damit auch physiologischen Gewinn geben uns Speisen, die nicht nur aus Notwendigkeit, sondern mit Appetit gegessen werden.

Was geschieht in unserem Körper, damit Hunger entstehen kann?
Bestimmte Mangelerscheinungen im Körper rufen entsprechende Signale hervor – Müdigkeit, Durst oder eben Hunger.
Über die Entstehung des Hungerempfindens ist noch wenig bekannt. Als Auslösemechanismus vermutet man „Mechanorezeptoren" in der Magenwand. Diese werden aktiviert, wenn der leere Magen sich zusammenzieht. Aber auch „Glucorezeptoren" in Zwischenhirn, Leber, Magen und Dünndarm registrieren möglicherweise einen Rückgang der dem Körper zur Verfügung stehenden Glukose (lebenswichtige Traubenzuckerverbindung). Weiterhin wird das Vorhandensein von „Thermorezeptoren" diskutiert, die auf Veränderungen im Wärmehaushalt des Körpers reagieren, der nicht zuletzt durch die Kalorienzufuhr aus der Nahrung aufrechterhalten wird.
Hungersymptome sind beispielsweise Magenknurren, Schwindel, Kopfschmerzen, Übelkeit, Reizbarkeit und Müdigkeit. Mitunter kommt es auch zu krampfartigen Magenschmerzen.
Nach dem Essen geht der Hungerzustand zunächst in einen „Neutralzustand" über, ehe das eigentliche Sättigungsgefühl eintritt. Deshalb hat der alte Spruch, man solle dann aufhören zu essen, wenn es am besten schmeckt, durchaus seine Berechtigung: Das Sättigungsgefühl tritt erst 10 bis 15 Minuten nach Beendigung der Nahrungsaufnahme ein.
Wichtig für die Regulierung des Hungergefühls sind verschiedene Hormone – z. B. Insulin, Enterogastron und Östradiol, aber auch das Nervensystem ist daran beteiligt.
Wenn man über längere Zeit hungert bzw. fastet, tritt eine Verringerung des Grundstoffwechsels um etwa 10 bis 20 Prozent ein. Dabei werden die Glykogenreserven abgebaut, vor allem wird der Abbau der Fettreserven verstärkt. In der Leber bilden sich vermehrt Ketonkörper, die als Energiesubstrate für das

Gehirn von großer Bedeutung sind, das im Gegensatz zu Leber, Herz, Niere und Muskeln keine Fette in den Stoffwechsel überführen kann. Die Niere scheidet vermehrt Ammoniak aus. Dies äußert sich z. B. in einer Urinveränderung und in verstärktem Körper- und Mundgeruch.

Da Menschen der westlichen Welt pro Tag ohnehin fast 1000 Kalorien über den tatsächlichen Bedarf zu sich nehmen, bildet sich selbst bei schlanken Menschen eine Fettreserve, von der sie etwa 4 Wochen lang unbeschadet zehren können (Frauen benötigen etwa 2000, Männer etwa 3000 Kalorien pro Tag – diese Werte können je nach Gesundheitszustand, körperlicher Belastung usw. variieren). Das bedeutet, daß selbst eine 4wöchige Fastenkur keine körperlichen Schäden verursacht, wenn keine Krankheit, Schwangerschaft oder sonstige Ausnahmesituation vorliegt. Um dies sicherzustellen, sollten Sie vor und während einer Fastenzeit unbedingt mit Ihrem Arzt Kontakt halten.

Appetit ist nicht nur ein körperliches, sondern auch ein seelisches Verlangen nach Nahrungsaufnahme. Dieses muß nicht immer durch Hunger ausgelöst werden, sondern unterliegt auch dem Einfluß zahlreicher anderer Sinneseindrücke:
Anblick und Geruch einer Speise können unseren Appetit erwecken, selbst wenn wir – physiologisch gesehen – vollkommen gesättigt sind.
Auch die Seele kann Auslöser des Appetits sein, z. B. wenn wir bei inneren Problemen zur Schokolade oder zum Wurstbrot als „Seelentröster" greifen. Daraus entsteht dann häufig der „Kummerspeck".
Seelische Probleme können aber auch das genaue Gegenteil auslösen, nämlich Appetitlosigkeit. Diese als Magersucht bekannte Erkrankung kann mitunter auch auf Magenkrankheiten beruhen. In beiden Fällen ist ärztliche Behandlung nötig.
Appetitlosigkeit, die vor allem bei fieberhaften Erkrankungen auftritt, ist dagegen eine ganz normale Reaktion des Körpers.

Dieser lehnt dann von selbst die Nahrungsaufnahme ab, weil er seine ganze Kraft zur Überwindung der Krankheit benötigt. In dieser Zeit greift er auf Reserven zurück, die im Körper gespeichert sind.

Viele Kinder leiden unter Appetitlosigkeit. Kinder haben noch einen sehr gesunden Instinkt für die Bedürfnisse ihres Körpers und wollen oder können sich den sozialen Gegebenheiten – feste Essenszeiten, bestimmte Gerichte zu bestimmten Tageszeiten usw. – nicht immer anpassen. Das bedeutet, daß Kinder manchmal überhaupt nicht essen möchten, mit der Folge, daß wir als Eltern uns darüber Sorgen machen. Diese Sorgen wiederum empfindet das Kind als seelische Belastung, wodurch sich ihm der Magen noch mehr „verschließt".

Es wäre vollkommen verkehrt, die kindliche Appetitlosigkeit mit allen möglichen Leckerbissen überwinden zu wollen. Lassen Sie Kinder ruhig und ohne viel Aufhebens fasten, bis sich ihr gesunder Appetit von selbst wieder einstellt. Es ist sinnlos, ein Kind aus „Erziehungsgründen" zum Essen zwingen zu wollen. Damit legt man nur spätere Eßstörungen an.

Beim Fasten – ob dieses nun freiwillig ist, wie bei einer selbstgewählten Fastenkur, oder unfreiwillig, wie bei einer fieberhaften Infektion – ist das Trinken besonders wichtig. Während der Körper zwar sehr lange ohne feste Nahrung aushalten kann, benötigt er sehr viel Flüssigkeit, um nicht auszutrocknen. Dies gilt vor allem für „Hungerzeiten".

Der Durst ist eine wichtige Signalreaktion des Körpers, um ein vitales Bedürfnis anzumelden. Hildegard von Bingen schreibt darüber:

> „Durch die Arbeit beim Essen wird der Mensch inwendig warm und trocken. So beginnt er innerlich auszutrocknen – und das ist der Durst. ... Während die Speisen sich innerlich zersetzen und trocknen, verlangen die Gefäße und das Blut ... nach Feuchtigkeit. Dann muß der Mensch etwas trinken

und seine innere Trockenheit anfeuchten, andernfalls gerät er in eine beschwerliche geistige und körperliche Schwerfälligkeit." (*Causae et Curae*)

Hildegard empfiehlt in diesem Text, zu den Mahlzeiten möglichst immer etwas zu trinken – eine Forderung, die immer noch umstritten ist. Während manche Ernährungswissenschaftler sagen, daß ein Essen auch genügend befeuchtet und heruntergespült werden muß, sind andere der Meinung, daß ein zum Essen genossenes Getränk die ausreichende Einspeichelung und damit Verdauung der Speisen verhindert. Solange dieser Streit nicht eindeutig beigelegt ist, sollten Sie Ihren eigenen Körper entscheiden lassen, was ihm besser bekommt.

Wichtig ist, daß ausreichend getrunken wird. Das bedeutet: mindestens 2 bis 3 Liter Flüssigkeit pro Tag – wobei man aber auch die Soßen, Suppen und Obst und Gemüse einrechnet. Während einer Fastenzeit ist noch reichlicheres Trinken nötig, um die Körperschlacken auszuspülen, die Gewebe feucht und geschmeidig zu halten und nicht zuletzt, um den Magen zu füllen – etwa durch Mineralwasser oder, wie es bei manchen Fastenkuren erlaubt ist, durch Obst- und Gemüsesäfte.

Physiologisch gesehen ist der Durst – wie der Hunger – eine Allgemeinempfindung, die keinem bestimmten Sinnesorgan zuzuordnen ist. Was geschieht in unserem Körper, um dieses Durstempfinden auszulösen?
Durst tritt auf, wenn der Körper mehr als 0,5 Prozent seines Gewichts an Wasser verliert. (Bedenken Sie dabei, daß der Körper zu über 80 Prozent aus Wasser besteht!)
Harn, Schweiß und Atemluft führen zu Wasserverlusten. Eines der augenfälligsten Symptome von Durst ist die Verminderung des Speichelflusses, wobei das charakteristische Gefühl der Mundtrockenheit entsteht. Bei zu lange andauerndem Durst kommt es vor allem zu Nierenproblemen, denn in diesen Orga-

nen wird der Harn zurückgehalten, um daraus Wasser zu resorbieren. So kann es zu Selbstvergiftungen kommen.
Bei der Durststillung erlischt das Durstgefühl meistens, lange bevor die benötigte Flüssigkeitsmenge aufgenommen wurde. Es ist eine interessante Tatsache, daß trotzdem die aufgenommene Wassermenge immer ziemlich genau der benötigten entspricht. Wahrscheinlich findet die Kontrolle der aufgenommenen Flüssigkeitsmenge schon beim Trinken selbst (z. B. aufgrund der Zahl der Schluckakte) oder über den Spannungszustand der Magenwand statt.
Der Durst ist gestillt und damit der Flüssigkeitsbedarf gedeckt, wenn die benötigte Wassermenge durch den Darmtrakt resorbiert wurde.
Besonders starker Durst tritt nach extremen Flüssigkeitsverlusten (5 bis 12 Prozent des Körpergewichtes) auf. Dies kann z. B. bei bestimmten Erkrankungen (Cholera, Diabetes insipidus) oder bei Aufenthalt in heißem Klima, aber auch bei extremen Körperbelastungen (Sport, besonders schwere physische Arbeit) auftreten.
Starker Durst äußert sich neben gestörtem Allgemeinbefinden und quälendem Trinkbedürfnis u.a. durch Schleimhautrötungen, Hitzegefühl im Bereich von Augen, Nase, Mund und Rachen, Durstfieber und im Extremfall durch das Versagen der Schweiß- und Harnsekretion, durch die der Körper entgiftet wird.

Aus diesen Gründen ist es besonders wichtig, daß der Körper ausreichend Flüssigkeit erhält – nicht nur bei normaler Ernährung, sondern vor allem beim Fasten.

Was geschieht beim Fasten?

UM MIT mit einem Gewinn für Körper, Geist und Seele das Fasten durchführen zu können, sollte man sich einige Dinge klarmachen, die der bekannte deutsche Fastenarzt Dr. H. Lützner folgendermaßen aufgelistet hat (entnommen aus *natürlich und gesund* 3/85): Wie alle Befürworter des Fastens, die diese Art der Askese aus medizinischen oder spirituellen Gründen empfehlen, sieht auch er im Fasten keine Selbstbestrafung, sondern eine Chance für einen neuen Zugriff auf das Leben.

1. Fasten bedeutet nicht unbedingt Hungern.
2. Fasten hat nichts zu tun mit Entbehrung und Mangel.
3. Fasten bedeutet nicht unbedingt weniger essen.
4. Fasten bedeutet auch nicht Abstinenz vom Fleisch am Freitag – das wäre nur „Verzicht" (während das Fasten eine Art Geschenk ist, das man sich selbst macht. Anm. d. V.).
5. Fasten ist keine Schwärmerei irgendwelcher Sektierer. (Dazu wissen Sie ja schon mehr aus dem Kapitel über die Geschichte des Fastens. Anm. d. V.)
6. Fasten hat nicht notwendigerweise etwas mit Religion zu tun. (Viele Tiere fasten, wenn ihre physiologische Situation es erfordert. Anm. d. V.)
7. Fasten ist eine naturgegebene Form menschlichen Lebens (aus gesundheitlichen und oft auch aus wirtschaftlichen oder jahreszeitlich bedingten Gegebenheiten heraus. Anm. d. V.).
8. Fasten ist Leben aus körpereigenen Nahrungsdepots heraus.
9. Fasten bedeutet, daß der Organismus durch innere Ernährung und Eigensteuerung weitgehend autark ist (Für mehrere Wochen kann der Körper, was die Ernährung anbetrifft, von seinen eigenen Reserven leben, dadurch gesünder werden und sich entschlacken. Anm. d. V.).
10. Fasten ist eine Verhaltensweise von selbständigen Menschen, die sich frei entscheiden können.

11. Fasten betrifft den ganzen Menschen, jede einzelne seiner Körperzellen, seine Seele und seinen Geist.
12. Fasten ist die beste Gelegenheit, in Form zu bleiben oder wieder in Form zu kommen.

Fasten bedeutet immer eine Reinigung des gesamten Organismus. Deshalb spricht man auch von den drei großen „E":
- Entlasten,
- Entwässern,
- Entsalzen.

Oft fragt man sich, woher der Organismus die Kräfte nimmt, um während eines Fastens diese „harte Arbeit" durchführen zu können, wenn ihm keine Kalorien und Energien in Form von Nahrung zugeführt werden. Die Prinzipien wurden aus medizinisch-physiologischer Sicht bereits erläutert. Trotzdem kann man sie sich in der Praxis oft nicht vorstellen, wenn man das Fasten nicht selbst ausprobiert hat. Deshalb soll hier noch einmal aus ganz persönlicher Erfahrung über die Vorgänge des Fastens berichtet werden:
Das Fasten setzt bedeutende Energiereserven frei, die sonst an den Verdauungsprozeß gebunden sind.
Während der ersten drei Tage des Fastens bestreitet der Körper notdürftig seinen Haushalt mit dem Glykogen-Vorrat der Leber und anderen im Blut kreisenden Nahrungsstoffen.
Danach wird es dem Körper nötig, die im Organismus angesammelten Stoffwechselschlacken zu verbrennen. Dabei werden in erster Linie solche Stoffe abgebaut, die für Aufbau, Leben und Funktion der Zellen eine störende Rolle spielen: belastende Fremdstoffe und pathologische Ablagerungen.
Zu einem Teil werden solche Stoffe durch die Nieren ausgeschieden. Oft wird der Harn dabei schwerer und dunkler und entfaltet einen anderen Geruch.
Zum größeren Teil gehen die Giftstoffe durch den Darm ab. Dies kann sich in Durchfällen äußern, mitunter in Verstopfun-

gen. Oft ist der Stuhl übelriechend und läßt sich eventuell nur schwer absetzen.

Auf der Zunge bilden sich während des Fastens Beläge, der Atem wird übelriechend. Auch auf Zähnen und Zahnfleisch bilden sich vermehrt Beläge. Dies alles ist ein Zeichen für die Entgiftung des Körpers, die sich auch – trotz Waschen, Baden und Deodorant – auf den Körpergeruch ausweiten kann.

Wie die Schleimhäute der oberen Luftwege verändert sich auch die Scheidenschleimhaut. Dabei kann es zu vorübergehendem vermehrtem Ausfluß kommen.

Auch der Hormonhaushalt ist herabgesetzt. Das bedeutet, daß während dieser Zeit die Lust auf Geschlechtsverkehr nachläßt und mitunter sogar die Monatsregel ausbleiben kann. Manchmal kann diese auch früher und heftiger auftreten – das ist ebenfalls eine Reaktion auf die „reinigende" Wirkung des Fastens.

Da durch die ausbleibende Kalorienzufuhr der Körper immer mehr auskühlt, ist es wichtig, für Wärme zu sorgen: Wollwäsche, warme Bäder, Wärmflaschen.

Mitunter kann es zu Kreislaufbeschwerden kommen. Gerade aus diesem Grund ist es wichtig, daß Sie sich vor einer Fastenzeit mit Ihrem Arzt besprechen. Er kann Ihnen viele pflanzliche oder homöopathische Mittel – oft auch aus der Hildegardmedizin – nennen, die Ihnen wieder „auf die Beine" helfen, wenn das Fasten Ihnen allzusehr zu schaffen macht. In den meisten Fällen wird das allerdings nicht nötig sein, da Fasten auch normalisierend auf den Blutkreislauf wirkt.

Der Blutdruck sinkt, der Puls wird langsamer. Die erfreulichen Folgen hierbei sind, daß Durchblutungsstörungen oft von selbst verschwinden und bei fast allen Herzerkrankungen eine Besserung eintritt. (Trotzdem sollten Sie gerade bei solchen Gesundheitsschwierigkeiten unbedingt vor einer Fastenkur den Arzt konsultieren und ihn auch während der Kur ständig über Veränderungen Ihrer Befindlichkeit informieren.)

Verschiedene gesundheitliche Probleme verschlimmern sich während des Fastens zunächst – etwa Husten, Hautprobleme, Allergien usw. Es ist natürlich wichtig, diese Veränderungen im Auge zu behalten und sie dem behandelnden Arzt mitzuteilen. In den meisten Fällen werden Sie jedoch feststellen, daß es sich dabei um eine durch das Fasten ausgelöste Heilreaktion handelt, die nur vorübergehend den Zustand verschlimmert, um ihn dann rapide zu heilen. Wenn Ihr Arzt nichts dagegen hat, sollten Sie deshalb unbedingt das Fasten fortsetzen – und die überraschende und beglückende Erfahrung machen, wie nach einem „Aufblühen" der Krankheit diese dann fast von selbst verschwindet.
Durch die ausbleibende Nahrungszufuhr kommt es natürlich zu Irritationen im Verdauungsbereich. Das kann bedeuten, daß Sie unter Verstopfung, Durchfall, Sodbrennen oder ähnlichen Beschwerden zu leiden haben. Zu allen diesen Problemen finden Sie in der *Gesundheitsfibel* pflanzliche Heilmittel, die von Hildegard von Bingen empfohlen werden.
Natürlich kann es durch das Fasten auch zu einem Absinken des Blutzuckerspiegels kommen. Dies erkennen Sie an Kopfschmerzen und innerer Unruhe. Oft hilft hier ein heißes Fußbad oder der Herzwein der Hildegard von Bingen, dessen Rezept Sie im Band *Gesundheitsfibel* finden.
Durch Fasten wird auch unser Rhythmus des Schlafens und Wachens verändert. Manchmal braucht jemand, der fastet, mehr Schlaf, manchmal weniger. Vor allen Dingen treten Schlaf- und Wachbedürfnisse zu recht unterschiedlichen Zeiten auf. Versuchen Sie – wenn es mit Ihrer Arbeit und Ihren Familienverpflichtungen vereinbar ist – diesen Rhythmen, die Ihnen Ihr Körper vorschlägt, Rechnung zu tragen.
Während des Fastens kann auch die Stimmung sehr stark umschlagen. Fasten kann geradezu „high" machen (mit dem Ergebnis, daß viele Menschen glauben, sie seien auf irgendeinem Drogentrip), aber auch zu Depressionen führen, weil dem Kör-

per Stoffe entzogen werden, an die er gewöhnt ist. Gönnen Sie sich möglichst viel Ruhe – vor allem innerlich (äußere Aktivitäten sind beim Fasten eher von positiver Wirkung – so paradox dies klingen mag).

Die „tragenden Elemente" des Körpers – Kniegelenke, Füße, Bandscheiben, Wirbelsäule werden entlastet und verursachen weniger Probleme.

Herz und Kreislauf werden entlastet. Der Blutdruck sinkt auf das normale Maß.

Der Blutfettgehalt vermindert sich mit jedem Tag. Während sich die Bluttfettwerte normalisieren, wird auch abgelagertes Fett aus der Leber, aus den Blutgefäßen und aus anderen Organen abgezogen.

Während des Fastens kommt es nicht nur zu körperlichen, sondern auch zu seelischen Reaktionen – die für Entgiftung von Geist und Seele sorgen können und für den Fastenden selbst sowie für seine Umwelt nicht immer leicht zu bewältigen sind. Gerade diese Reaktionen – Gereiztheit, Infragestellung vieler Lebensbedingungen, Depressionen usw. – sollten nicht verdrängt werden, weil sie möglicherweise noch wichtiger sein können als die körperlichen Reaktionen. Fasten bedeutet, mit Gewohnheiten zu brechen, die uns bisher lebenswichtig erschienen – es ist nur natürlich, daß es dabei zu inneren Unsicherheiten und Krisen kommt. Aber bedenken Sie dabei: Eine Krise ist immer eine Chance.

Die positive Wirkung des Fastens zeigt sich schon nach wenigen Tagen vor allem an der Haut. Nachdem die „Entschlackungssymptome" abgeklungen sind, klingen auch Hautunreinheiten ab, die Haut ist besser durchblutet, die Konturen sind gestrafft, sogar Fältchen glätten sich, und die Augen sind klar und glänzend.

Durch das Fasten wird das Herz entlastet und schlägt kräftiger. Da die Gewebe besser mit Sauerstoff versorgt werden, nimmt die Lunge mehr Sauerstoff auf. Dadurch wird das Atmen erleichtert.

Wer sollte nicht fasten?

DIE MEISTEN Menschen können ohne Probleme fasten – über einige Tage sogar ohne ärztliche Begleitung. Ein Beispiel dafür ist das „natürliche" Fasten, nach dem der Körper von selbst verlangt, wenn er an fieberhaften Infektionen leidet. Bei längeren Fastenkuren sollte zuvor aber unbedingt der Arzt konsultiert werden, der Sie auf organische und sonstige Erkrankungen untersucht, die eventuell einer Fastenkur entgegenstehen.

Unbedingt notwendig ist die ärztliche Zustimmung, wenn einer der folgenden Punkte zutrifft:
Wer sich in psychotherapeutischer Behandlung befindet, sollte nicht auf eigene Faust eine Fastenkur durchführen. Diese Kur kann zwar in diesen Fällen sehr positiv sein, manchmal aber auch gerade das Gegenteil des erwünschten Erfolges herbeiführen. Das gilt auch für Menschen, die unter Depressionen leiden.
Bei Nieren-, Leber- und Herzerkrankungen muß vor einer Fastenkur unbedingt der Arzt konsultiert werden, um die organischen Voraussetzungen für eine solche Prozedur abzuklären.
Das gleiche gilt für Krebserkrankungen.
Während einer Schwangerschaft sollte möglichst nicht gefastet werden, weil das im Mutterleib heranwachsende Kind lebenswichtige Bedürfnisse hat, die beim Fasten möglicherweise nicht in ausreichendem Maße befriedigt werden können. Außerdem ist während dieser Zeit der Organismus der Mutter sehr belastet, so daß ein Fasten auch die Mutter gefährden könnte.
Auch das Alter spielt beim Fasten eine Rolle. Kinder „fasten" oft aus einer instinktiven Ablehnung gegen die Nahrungsaufnahme heraus, etwa wenn sie sich krank fühlen (was nicht unbedingt immer durch äußere Anzeichen zum Ausdruck kom-

men muß) oder wenn ihnen eine bestimmte Kost zutiefst widerstrebt. Ein Heilfasten mit Kindern sollte – außer in medizinisch vertretbaren Fällen – möglichst nicht vor dem 14. Lebensjahr durchgeführt werden. Bei jedem Fasten mit Kindern ist es wichtig, daß diese die Maßnahme nicht als Strafe, sondern als Heilungschance verstehen.

Was das Alter anbelangt, so läßt sich keine Regel aufstellen. Manche Menschen fasten noch mit 80 Jahren, andere würden mit 60 gesundheitliche Schäden davontragen. Die Bedürfnisse des alternden Körpers sind sehr unterschiedlich – was für den einen ein „Jungbrunnen" ist, kann für den anderen schon eine schwerwiegende Schädigung bedeuten. Deshalb ist hier wiederum das klärende Gespräch mit dem Arzt von besonderer Bedeutung.

Alleine fasten – oder in der Gruppe?

Die Beantwortung dieser Frage ist nicht einfach, denn sie hängt von der individuellen Befindlichkeit des Menschen ab, der fasten möchte. Wer aus religiösen Gründen fastet – etwa in der Passionszeit der katholischen Kirche oder im Ramadan des Islam –, befindet sich automatisch schon in einer Gruppe, der der Fastentermin gewissermaßen „vorgegeben" ist. Wer aber aus gesundheitlichen Gründen fastet oder auch, um einfach nur einige Kilo abzunehmen, muß vorher darüber nachdenken, welche Art ihm am besten entspricht.

Bevor Sie sich für die eine oder andere Form entscheiden, einige Bemerkungen dazu: Selbständig fasten darf grundsätzlich jeder, der sich für gesund und leistungsfähig hält und für den Disziplin und Verzicht keine Fremdworte sind. Fasten kann man bis ins hohe Alter, man sollte allerdings nicht vor dem 14. Lebensjahr damit beginnen. Wenn Sie eine längere Fastenzeit planen, die Sie selbständig – also nicht in der Gruppe – durchführen wollen, wäre ein vorheriges Gespräch mit dem Arzt eine gute Maßnahme, um festzustellen, ob aus medizinischer Sicht keine Einwände bestehen.

Am leichtesten fastet es sich in der Gruppe von Gleichgesinnten oder in der Familie. Die Geborgenheit in der Gruppe, die Anteilnahme der Familie hilft über mögliche Fastenkrisen hinweg. Der gemeinsame Erfahrungsaustausch bereichert das geistige und seelische Erlebnis der Fastenzeit. Wer aber allein zu Hause, im Alltag fastet, braucht einen besonders starken Willen. Hier, wo einen niemand beobachtet, fällt es besonders schwer, sich an seinen Fastenvorsatz zu halten. Ideal für Menschen, die selbständig fasten wollen, ist es deshalb, die Kur in den Urlaub zu verlegen. In einer neuen Umgebung, frei vom Alltag, fällt auch das selbständige Fasten leichter.

Alleine fasten

Wenn Sie länger als eine Woche fasten möchten, sollten Sie auf jeden Fall Ihren Arzt über Ihr Vorhaben informieren. Lassen Sie sich gründlich auf organische Probleme untersuchen, die durch das Fasten verschlimmert werden könnten. Das Fasten soll ja heilsam wirken (was meistens auch der Fall ist) – nur sind eben auch die wenigen Ausnahmen zu beachten.

Viele Menschen möchten über ihr Fasten kein großes Aufhebens machen: Sie essen einfach nicht – und reden nicht darüber. Selbst innerhalb der Familie ist es nicht schwierig, solch eine Fastenzeit durchzuführen. Entweder merken die Familienangehörigen gar nicht, daß Sie nicht mitessen – oder Sie haben vorher darüber gesprochen und Ihre Entscheidung wird einfach akzeptiert.

Wer alleine lebt, hat in dieser Beziehung ohnehin keine Probleme – weil einfach nicht mehr gekocht wird. Aber auch alle Menschen, die für ihre Familie kochen und trotzdem während einer bestimmten Zeit selbst nicht mitessen, haben es leichter, als sie oft vermuten. Schon der Duft und der Anblick des Essens – also all das, was sonst unseren Appetit anregt – kann während dieser Zeit sättigend wirken.

Trinken Sie reichlich – vor allem Mineralwasser. Dies füllt den Bauch und verdrängt Hungergefühle. Außerdem unterstützt es die Entgiftung des Körpers, indem es die angesammelten Schlacken schneller ausspült.

Über weitere fastenbegleitende Maßnahmen erfahren Sie mehr im gleichnamigen Kapitel.

Gemeinsam fasten

Beim gemeinsamen Fasten gibt es mehrere Möglichkeiten.

Fasten in der Fastenklinik

Diese Fastenform empfiehlt sich vor allem, wenn Sie aus gesundheitlichen Gründen fasten. Die Vorteile:

- Sie stehen unter ständiger ärztlicher Kontrolle.
- Sie haben ausreichend Zeit und Ruhe, um sich auf das Fastengeschehen zu konzentrieren. Diese Loslösung aus dem Alltag kann eine wichtige Ergänzung des Fastens sein.
- Sie erhalten genaue Anweisungen sowohl für die Vorbereitungstage als auch für das Fastenbrechen.
- Sie können zahlreiche Zusatzangebote wahrnehmen – z. B. therapeutische Gespräche, Meditationen, Bäder und sonstige Anwendungen, sportliche und kreative Freizeitaktivitäten.
- Sie sind unter Gleichgesinnten, mit denen Sie sich über alle Leiden und Freuden des Fastens austauschen können.

In einem Seminar fasten

Viele Volkshochschulen und andere Organisationen bieten Fastenkurse an. Bis auf die intensive ärztliche Betreuung und die medizinischen Anwendungen haben Sie alle Vorteile des Fastens in einer Fastenklinik. Diese Form des Fastens empfiehlt sich für alle, die nicht aus gesundheitlichen Gründen fasten müssen, aber gerne den Halt und die Unterstützung in einer Gruppe suchen.

Eine besondere Form dieses Fastens sind Fastenwanderungen, bei denen die körperliche Bewegung in der freien Natur eine wichtige Ergänzung des Fastens ist. Diese Form des Fastens kann durchaus als ein alternativer Urlaub betrachtet werden.

Fasten mit Begleitung

Diese Form des Fastens wird vermehrt von Volkshochschulen, aber auch Kirchen angeboten. Der Grundgedanke ist, das Fasten in einem begleitenden Kurs zu erläutern, helfende Ratschläge zu geben und den Austausch mit anderen Fastenden zu ermöglichen. Dazu treffen sich die Kursusteilnehmer in regelmäßigen Abständen – manchmal auch täglich. In den meisten Fällen ist auch außerhalb dieser Zeit ein Ansprechpartner vorhanden, der einem einfach zur Seite steht.

Fasten mit Begleitung ist vor allem für Menschen geeignet, die keinen Urlaub für ein Fastenseminar verwenden können oder wollen, aber dennoch beratende, erläuternde und unterstützende Begleitung dabei suchen.

Mit dem Partner fasten

Wenn beide Partner Anlaß und Bedürfnis haben zu fasten – sei es nun, um abzunehmen, um gesünder zu werden oder auch aus spirituellen Gründen – ist dies die ideale Form des Fastens.
- Sie brauchen nicht zu kochen – es sei denn für andere Familienmitglieder.
- Sie können sich gegenseitig unterstützen und Ihre Erfahrungen austauschen.
- Sie haben ein sehr besonderes gemeinsames Erlebnis, das auch für die emotionelle Basis Ihrer Beziehung von großer Bedeutung sein kann.

Die Fastenkrise

BEIM FASTEN kommt es, wie wir im Kapitel „Was geschieht beim Fasten" gesehen haben, zu zahlreichen körperlichen Veränderungen, die auch ihren emotionalen Niederschlag finden. Beim Kurzzeitfasten von wenigen Tagen treten diese Krisen kaum auf. Der schwierigste Tag ist meistens der dritte Fastentag. Während man vorher noch vom Schwung seiner guten Vorsätze mitgerissen wurde, kommt einem nun die Aussicht, noch weitere Tage oder gar Wochen zu fasten, nicht gerade rosig vor. Der Magen knurrt, die Körperfunktionen beginnen sich umzustellen, und man fragt sich, ob es das eigentlich wert ist.

Das ist der Zeitpunkt, an dem manche Menschen ihre Fastenkur abbrechen. In den meisten Fällen bedauern sie es dann allerdings, aufgegeben zu haben – zum einen, weil sie wissen, daß sie versäumt haben, sich selbst und ihrer Gesundheit etwas wirklich Gutes zu tun. Zum anderen, weil das Gefühl, „schwach" geworden zu sein, nicht unbedingt sehr aufbauend ist. Deshalb ist es wichtig, diese Krise möglichst unbeschadet zu überstehen und dabei einige Punkte zu beachten:
Denken Sie daran, daß die Krise vorbeigeht – schneller, als Sie glauben – und daß Sie sich danach beim Fasten wohler fühlen und es nicht mehr als „Leidenszeit" betrachten. Wer einmal das Rauchen aufgegeben hat, weiß, daß der Drang nach einer Zigarette – so heftig er auch sein mag – immer nur wenige Sekunden anhält und dann nachläßt. Wer diese Sekunden durchhält, ohne nach einer Zigarette zu greifen, wird das Bedürfnis zu rauchen schnell wieder vergessen haben. Ebenso ist es beim Essen – hier scheint das Bedürfnis ebenfalls übermächtig zu werden, läßt dann aber ebenso schnell wieder nach.
Geben Sie Ihrem Magen etwas zu tun, indem Sie viel trinken. Schon ein, zwei Schluck Mineralwasser können oft ausreichen, um den „kritischen Moment" zu überwinden.

Lenken Sie sich ab – etwa indem Sie spazierengehen, ein spannendes Buch lesen oder ein Telefongespräch führen.
Natürlich lenkt auch Arbeit von eventuell aufsteigenden Hungergefühlen ab. Dabei müssen Sie sich aber zugestehen, daß Ihnen diese möglicherweise nicht so zügig wie gewohnt von der Hand geht. Das „Innentempo" des Fastenden ist verlangsamt. Konzentrations- und Reaktionsfähigkeit sind teilweise reduziert. Dies sollten Sie vor allem beim Autofahren beachten.

Bei längerem Fasten kann es zu körperlichen Krisen kommen, vor allem wenn der Blutdruck zu niedrig wird. Dann sollten Sie ein wenig auf Ihre Bewegungen achten – vor allem nicht plötzlich aus der Ruhelage aufstehen, weil es sonst zu Schwindelanfällen kommen kann. Kopfschmerzen und Schlaflosigkeit können auftreten. In den meisten Fällen lassen sich diese durch Spaziergänge und Schlafen bei geöffnetem Fenster beheben. Meditationsübungen tragen zur Entspannung bei.

Wie lange sollte man fasten?

UNTER ärztlicher Aufsicht wurden Fastenkuren schon bis zu 3 Monate lang durchgeführt. Normalerweise aber dauert eine Fastenkur zwischen 8 und 21 Tage. Ein regelmäßiger Fastentag kann ebenfalls viel bewirken. Sogar das Morgenfasten hat schon eine heilsame Wirkung.

Das Morgenfasten

Obwohl im Sprachgebrauch noch immer der Ausdruck, daß man frühstücken solle „wie ein König", sehr gebräuchlich ist, widerstrebt vielen Menschen gerade diese Mahlzeit. Diese sollten deshalb ihrem „inneren Arzt" mehr vertrauen als dem Volksmund und die erste Mahlzeit des Tages ausfallen lassen. Dadurch büßen sie durchaus nichts an Leistungsfähigkeit ein – im Gegenteil: Sie sind körperlich und geistig ganz auf der Höhe, haben weniger unter Müdigkeit und Depressionen zu leiden und fühlen sich insgesamt gesünder.

Schon Hildegard von Bingen empfiehlt das Morgenfasten:
> „Für einen körperlich gesunden Menschen ist es für eine gute Verdauung gut und gesund, daß er bis ungefähr kurz vor Mittag oder gegen Mittag auf ein Frühstück verzichtet."
> (*Causae et Curae*)

Gerade die heilende Kraft des Morgenfastens ist groß. Denn während dieser Zeit kann der Körper den während der Nacht im Körper begonnenen Reinigungsprozeß fortsetzen, ohne dabei durch die Verdauungsarbeit gestört zu werden. Schon nach wenigen Tagen des Morgenfastens werden die meisten Menschen sich leistungsfähiger und weniger müde fühlen. Wichtig ist – wie bei jedem Fasten – auch beim Morgenfasten, ausreichende Flüssigkeitsmengen zu sich zu nehmen.

Eintägiges Fasten

Ebenfalls sehr heilsam ist das eintägige Fasten. Es entlastet den Organismus und kann Körper und Seele auf eine eventuelle Nahrungsumstellung vorbereiten. Vor allem aber können Sie dabei – ohne große Einschnitte im Alltagsleben und ohne große Beschwerden – die wohltuende Wirkung des Fastens gewissermaßen „unverbindlich" ausprobieren. Schon nach einem Tag stellt sich nicht nur die körperliche, sondern auch die seelische Leichtigkeit ein, die durch das Abwerfen von Ballast in Form von Körperschlacken entsteht.

Eine Alternative zum Vollfasten, bei dem nur Wasser und Kräutertee getrunken werden sollte, ist das Fasten mit Obstsäften und Gemüsebrühen. Es gibt eine Fülle dieser leckeren Vitamin- und Mineralspender, die Sie den Verzicht kaum spüren lassen. Eine weitere Möglichkeit ist der regelmäßige Obst- und Gemüsetag. Hier ist der Magen ständig beschäftigt, kann sich also nicht „beklagen" – trotzdem hat ein solcher Tag eine reinigende und heilende Wirkung.

Einwöchiges Fasten

Eine Woche ist eine ideale Zeitspanne für das Fasten. Es bleibt ausreichend Zeit für Vorbereitung und Fastenbrechen, und die Wirkung ist natürlich sehr viel stärker und nachhaltiger als dies bei einem eintägigen Fasten der Fall ist. Der Körper hat Zeit, sich an die neue Lebensform zu gewöhnen. Der Fastende hat ausreichend Gelegenheit, sich mit sich selbst auseinanderzusetzen und zu beschäftigen, um danach möglicherweise einen Lebensumschwung herbeizuführen – sei es in der Ernährung oder in der gesamten Lebenseinstellung.

Längeres Fasten

Gruppenfasten und vor allem das Fasten in der Klinik dauert zwischen 2 und 4 Wochen. Es wird vor allem bei gravierendem Übergewicht und aus gesundheitlichen Gründen durchgeführt. Während dieser relativ langen Fastenzeit sind die körperlichen Umstellungen wesentlich schwerwiegender als bei einer kurzen Fastenkur. Deshalb ist hierbei die ärztliche Begleitung von besonderer Bedeutung. Sollten Sie sich dennoch für ein selbständiges Fasten über einen längeren Zeitraum entschließen, ist es wichtig, daß Sie vor und auch während der Fastenzeit mit Ihrem Arzt in Verbindung bleiben.

Fasten im Alltag

Im Band *Sonne und Mond* wurden verschiedene Körperrhythmen wie Aus- und Einatmen, Wachen und Schlafen usw. beschrieben. Diesen Rhythmen soll ein weiterer Rhythmus hinzugefügt werden: Essen und Fasten. Dieser für das körperliche Wohlbefinden so wichtige Rhythmus wird leider von vielen Menschen vernachlässigt, indem sie immer wieder unnötige „Zwischenmahlzeiten" einnehmen. Natürlich ist gegen das Stück Kuchen auf einem Geburtstagsfest oder gegen die ab und zu einmal genaschte Praline nichts einzuwenden. Schließlich gehört auch Genuß zum Leben. Erst wenn ein solches Verhalten zur Gewohnheit wird, droht Gefahr.

Es ist gar nicht so einfach, in unserem modernen Leben in dieser Hinsicht Disziplin zu wahren. Oft haben wir im Berufsleben keine Zeit für geregelte Maßnahmen und essen schnell etwas „zwischendurch", dazu noch den einen oder anderen Schokoriegel, um – wie die Werbung uns verspricht – „neue Energien zu tanken". Abends sitzt man vor dem Fernseher oder mit Freunden zusammen, und schon wird wieder unkontrolliert genascht. Die Folgen äußern sich nicht nur in Übergewicht, sondern auch in zahlreichen ernährungsbedingten Erkrankungen. Das liegt nicht nur daran, daß bei diesen Zwischenmahlzeiten nur selten vollwertige Lebensmittel verwendet werden, sondern auch daran, daß der natürliche Körperrhythmus mißachtet wird. Dabei ist gerade das „natürliche Fasten" zwischen den einzelnen Mahlzeiten besonders wichtig – und bei ein wenig Selbstdisziplin sehr viel leichter durchzuführen als ein Vollfasten.

Sobald das Abendessen verdaut ist, was je nach Schwere der Speisen 2 bis 3 Stunden beansprucht, kommt es im Körper zu einer Art Umprogrammierung. Viele Körperfunktionen werden auf ein Minimum herabgesetzt, benötigen also keine Energiezufuhr in Form von Nahrung. Von der Kraft und Wärme unserer während des Tages angelegten Nahrungsdepots können wir deshalb sehr gut bis zum nächsten Morgen überleben. Die englische Sprache hat dieses kleine Alltagsfasten im Wort „breakfast" verinnerlicht – dies heißt nichts anderes als: Fastenbrechen.

Im Laufe des Morgens bzw. des Vormittags signalisiert unser Körper, daß er Energiezufuhr benötigt und zur Nahrungsaufnahme bereit ist. Aber ebenso wie in der Nacht reagiert der Organismus in den kürzeren Nahrungspausen von etwa 5 Stunden zwischen Frühstück und Mittagessen oder zwischen Mittagessen und Abendessen.

In diesem Rhythmus von Essen und Fasten leben wir Tag und Nacht. Ziehen wir von den 5stündigen Nahrungspausen am Vormittag und am Nachmittag je 2 Stunden und vom nächtlichen Fasten 2 bis 3 Stunden für die Verdauungsarbeit ab, so bleiben zweimal 3 Stunden des Fastens während des Tages und 11 bis 12 Stunden Fasten während der Nacht. Um diesen naturgegebenen Rhythmus einzuhalten, sollten Sie nach den folgenden Regeln leben:

- Zwischen den Mahlzeiten verzichten Sie ganz und gar auf Nahrung. Also: Kein Bissen „zwischendurch"!
- Trinken Sie reichlich. Der Körper benötigt mindestens 2 bis 3 Liter Flüssigkeit pro Tag. Außerdem dämpft Mineralwasser oder Kräutertee das Hungergefühl.
- Halten Sie sich freiwillig und mit innerer Bereitschaft an diese Regeln – dann ist die eine oder andere kleine Naschsünde verzeihlich.

Jedem Menschen, der ausgeglichen ist und gewissermaßen in sich selbst ruht, ist ein solches „Fasten im Alltag" möglich – vor allem wenn Sie sich vollwertig ernähren. Vollkornlebensmittel haben nämlich eine länger anhaltende Sättigungswirkung. Für Menschen, die innere oder äußere Probleme haben, ist allerdings gerade das Alltagsfasten schwierig, weil sie dazu neigen, frustrierende Situationen mit einem Griff zum Schokoriegel oder einem Gang zum Kühlschrank zu kompensieren.

Der Sinn dieses Wechsels zwischen Essen und Fasten liegt nicht allein darin, daß durch das Wegfallen der Zwischenmahlzeiten Kalorien eingespart werden. Der besondere Gewinn liegt vielmehr im harmonischen Wechsel zwischen Speicherung und Verbrauch der zugeführten Energien, also zwischen Aufnahme von Nahrung und Abgabe von Schlacken. Damit folgen wir einem natürlichen und sinnvollen Rhythmus unseres Stoffwechsels und gewähren dem Magen-Darm-Trakt die Pausen, die er benötigt.

Die kleine Nahrungspause
- Verzichten Sie auf jede Art von Nahrungsaufnahme zwischen den Mahlzeiten mit der gleichen Disziplin wie beim Fasten.
- Trinken Sie beim Auftreten von Hunger oder Eßlust ein Glas Wasser oder eine Tasse Kräutertee.
- Lenken Sie sich durch Bewegung oder Arbeit ab.

- Wenn Sie sich „flau" fühlen, legen Sie sich 5 Minuten hin, und legen Sie die Beine hoch.
- Bejahen Sie den natürlichen Rhythmus Ihres Körpers, und arbeiten Sie nicht durch innere Widerstände gegen ihn.
- Auch auf gemütliche Kaffee- oder Teestunden am Vor- oder Nachmittag brauchen Sie nicht zu verzichten. Ihren Gästen bieten Sie etwas Eßbares an, während Sie selbst nur trinken. Erfahrungsgemäß wird dies eher toleriert als ein Nicht-Mitessen bei einer der Hauptmahlzeiten.

Die große Nahrungspause

Bei manchen Menschen wirken sich die Körperrhythmen unterschiedlich aus. Das sahen wir ja bereits im Band *Sonne und Mond* – beispielsweise bei den Morgenmenschen, den „Lerchen", denen die „Eulen" gegenüberstehen, die erst später am Tag richtig auf Touren kommen, dafür aber auch bis in die Nacht arbeiten können. Das gleiche gilt auch für den Rhythmus Fasten–Essen. Wenn Sie zu den Menschen gehören, die ohne weiteres größere und kräftigere Mahlzeiten vertragen und auch entsprechend frühstücken können, dafür aber gerne über die Mittagszeit hinweg durcharbeiten, kann Ihre individuelle Alltagsfastenzeit länger andauern. Das bedeutet, daß Sie nach einem kräftigen Frühstück vor dem Abend nichts zu essen brauchen.

Trotzdem sollten Sie um die Mittagszeit eine kleine Mittagspause einlegen, in der Sie Tee, Saft oder eine Gemüsebrühe trinken. Gönnen Sie sich außerdem einen kleinen Spaziergang, eine kurze Mittagsruhe oder eine Meditation.

Das Nachtfasten

Die noch größere Nahrungspause von 20 Uhr abends bis 8 Uhr morgens – also mindestens 12 Stunden – sollte von allen gesunden Menschen jeden Alters eingehalten werden.

Aber es gibt Ausnahmen, die bereits im Band *Ernährungslehre* erwähnt wurden.

Menschen, die sich an Hildegards Empfehlung halten, morgens nicht zu frühstücken, brauchen häufig noch eine kleine Mahlzeit – oft reicht schon ein Keks oder Obst – am späten Abend, um gut einschlafen zu können. Hildegard von Bingen schreibt:
„Auch nachts kann der Mensch dieselben Speisen essen und dieselben Getränke zu sich nehmen, die er am Tag ißt, wenn er will." (*Causae et Curae*)
Sie rät allerdings dazu, danach noch einen kleinen Spaziergang zu machen, bevor man sich hinlegt.
Menschen, die an einem Zwölffingerdarmgeschwür und dem damit verbundenen typischen „Nüchternschmerz" leiden, sowie unterernährte oder kranke Menschen, die auf häufige kleine Mahlzeiten angewiesen sind, können eine lange Nahrungspause natürlich nicht einhalten.

Allgemein läßt sich über das Alltagsfasten sagen, daß Menschen, die maßlos essen und weder kleine noch große Nahrungspausen und das Fasten über Nacht nicht einhalten, gesundheitlich gefährdet sind, weil sich durch ihr unrhythmisches Eßverhalten Gift- und Schlackenstoffe im Körper ansammeln, die nicht ordnungsgemäß „entsorgt" werden können.

Die Möglichkeiten, auf diese Art im Alltag zu fasten, sind für viele Menschen ein wahrer Segen. Sie sind nicht nur seltener krank, sondern fühlen sich bei dem neu- oder wiedergefundenen Rhythmus seelisch viel stärker im Einklang mit sich selbst und sind dadurch leistungsfähiger und ausgeglichener.

Vorbereitung auf das Fasten

EIGENTLICH ist das Fasten die Vorbereitung auf etwas anderes – auf ein Fest oder in früheren Zeiten auf einen Kriegs- oder Jagdzug. Heute kehrt sich diese Situation um: Das Fasten ist das „Fest", auf das wir uns vorher innerlich und äußerlich einstellen. Nicht umsonst ist die Wortähnlichkeit zwischen Fest und Fasten unübersehbar!

Bereiten Sie sich innerlich auf das Fasten wie auf ein schönes Fest vor.

Diese Zeit bedeutet Verzicht – das ist unbestreitbar. Aber viel mehr noch bedeutet sie Gewinn, denn Sie tun während dieser Zeit nicht nur etwas für Ihre Gesundheit, sondern auch für Ihr seelisches Gleichgewicht und für die Entwicklung der eigenen Persönlichkeit. Freuen Sie sich auf die Chance, die Sie sich selbst damit geben!

Überlegen Sie, wo Sie fasten wollen.

Vielen Menschen gibt ihr Zuhause die Möglichkeit, sich geborgen zu fühlen. Andere brauchen eher einen Tapetenwechsel, um diesen Umbruch in ihrem Leben bewußt wahrnehmen zu können. Wo immer Sie fasten – sichern Sie sich einen Freiraum, wo niemand Sie stört. Das kann durchaus auch eine Ecke des Schlaf- oder Wohnzimmers sein. Erklären Sie Ihrer Familie, daß Sie während dieser Zeit nicht nur fasten, sondern auch zu sich selbst finden wollen.

Sorgen Sie für ausreichende Getränkemengen.

Während des Fastens braucht der Körper noch mehr Flüssigkeit als an normalen Tagen, damit die durch das Fasten vermehrt freigesetzten Schlackenstoffe gut ausgespült werden können. Außerdem dämpfen Getränke das vor allem am Anfang der Fastenzeit immer wieder auftretende nagende Hungergefühl. Geeignet sind vor allem Kräutertees und Mineralwasser. Je nach Art des Fastens sollten Sie sich einen ausreichenden Vorrat an Obst- und Gemüsesäften anlegen.

Auch für Ihr äußeres Wohlbefinden benötigen Sie einige Dinge.
Da man während des Fastens – wegen der mangelnden Kalorienzufuhr – leichter friert, halten Sie warme Socken, Unterwäsche, Pullover und eine Wärmflasche bereit. Die Körperwärme, die sonst durch die Nahrung erzeugt wird, muß während dieser Zeit von außen kommen. Und da während des Fastens viel frische Luft wichtig ist, sollten Sie sich am Tag warm genug anziehen.

Wichtig ist – vor allem während einer längeren Fastenzeit – die Körperpflege. Viele Gifte werden über unser größtes Organ, die Haut, ausgeschieden. Deshalb braucht diese nun besonders intensive Pflege. Besorgen Sie sich eine Massagebürste für den Körper und ein gutes Hautöl – am besten aus der Apotheke oder aus dem Reformhaus.

Vorbereitung auf das Fasten: der Vorfastentag
An diesem Tag bereiten Sie Ihren Organismus darauf vor, daß er in den nächsten Tagen ohne Kalorienzufuhr auskommen und auf seine eigenen Reserven zurückgreifen muß. Es wäre also völlig falsch, am Vorfastentag noch einmal richtig zu schlemmen – als eine Art „Karneval". (Sie erinnern sich? *Carne vale* bedeutet „Fleisch ade!") Gönnen Sie Ihrem Körper einen sanften Übergang. Das bedeutet, daß Sie bereits am Vorfastentag Ihre Nahrung umstellen. Essen Sie zum Frühstück ein Müsli (entsprechende Rezepte finden Sie in den Bänden *Ernährungslehre*, *Dinkelkochbuch* und *Küche aus der Natur*). Als Mittagessen planen Sie Rohkost ein, die Sie mit einer Pellkartoffel „anreichern" können. Auch abends gibt es wieder Rohkost, eventuell einen Becher Naturjoghurt und eine Scheibe Vollkornbrot.

Wenn Sie zwischendurch hungrig werden, essen Sie am besten einen Apfel. Äpfel sind ohnehin eines der besten (und wohlschmeckendsten) Mittel für eine vorbereitende „Entgiftung" des Körpers.

Wichtig ist, daß Sie alles, was Sie zu sich nehmen, bewußt und freudig genießen. Der Gedanke, daß Sie nun über längere Zeit keine Nahrung zu sich nehmen werden, wird Ihnen den Duft, den Geschmack der Speisen noch näherbringen. Denken Sie darüber nach, daß Sie alles dies nun für einige Zeit nicht essen werden – und daß dies Ihre eigene, freie Entscheidung ist.

Das Fasten selbst

NACHDEM Sie sich auf das Fasten vorbereitet haben – statt eines Vorbereitungstages können Sie auch mehrere solcher Tage einlegen –, wird es nun ernst. Bei den folgenden Angaben gehen wir von einer Fastenwoche aus (zu der bereits ein Vorbereitungstag gehört). In dieser Zeit ist eine ausreichende Vorbereitung sowie ein Fastenbrechen, vor allem aber ein Fasten möglich, das über das Alltags- und Eintagesfasten hinausgeht. Eine einwöchige Fastenzeit wird nicht nur Ihrem Körper nachhaltigere Ergebnisse bringen, sondern auch Ihrem Bewußtsein. Alle folgenden Angaben können ebenfalls für eine längere Fastenzeit angewendet werden, da auch diese mit der Vorbereitungszeit eingeleitet und mit dem Fastenbrechen beendet wird.

1. Fastentag

Im Grunde handelt es sich dabei bereits um den 2. Fastentag, da der vorhergehende Tag der Vorbereitung gewidmet war. Der 1. Fastentag ist besonders wichtig für die Darmentleerung. Der Darm enthält viele Schlacken und Giftstoffe, die während der „normalen" Ernährung angesammelt wurden und den Körper möglichst bald verlassen sollten, um ein wirkungsvolles Fasten zu ermöglichen.

Zur Darmentleerung gibt es mehrere Möglichkeiten:

Rizinusöl: Dieses Öl ist allerdings vom Geschmack her nicht jedermanns Sache und mitunter auch aus gesundheitlichen Gründen nicht immer das Mittel der Wahl. Wer glaubt, den Löffel Rizinusöl schlucken zu können, darf meistens auf eine ziemlich prompte Wirkung rechnen.

Salz: Karlsbader Salz und auch Glaubersalz wirken stark abführend. Man gibt 1 bis 2 Teelöffel auf 1 Glas warmes Wasser und trinkt dieses möglichst am Morgen. Allerdings ist der Geschmack nicht unbedingt begeisternd.

Ausleitungskekse: Die Hildegardmedizin empfiehlt diese Kekse, die aus Ingwer, Süßholz, Zitwer, Dinkel und Wolfsmilch bestehen, als Abführmittel vor einer Fastenkur. Man soll sie morgens nüchtern essen und sich dabei möglichst warm halten. Sicherlich wirken diese Kekse bei manchen Menschen in der gewünschten Weise und können auf jeden Fall von allen Menschen am 1. Fastentag verwendet werden. Oft aber ist ihre Wirkung einfach zu schwach für eine gründliche Darmreinigung. Allerdings können die Kekse unterstützend gegessen werden. Das Rezept für diese Kekse finden Sie im Band *Dinkelkochbuch,* Sie erhalten die Kekse aber auch in Reformhäusern und im Versandhandel (siehe „Literatur und Bezugsquellen" im Anhang diese Buches).

Hildegard schreibt über die Wirksamkeit dieses Mittels:

„Der Ingwer und der Zitwer, der Zucker und das Mehl halten die guten Säfte im Menschen zurück, und die Wolfsmilch führt die schädlichen Säfte ab." (*Causae et Curae*)

Dörrpflaumensaft: Ein sehr sanftes, wohlschmeckendes und dabei überaus wirksames Mittel ist der Dörrpflaumensaft. Man erhält ihn in Reformhäusern und in vielen Supermärkten. Aus getrockneten Pflaumen läßt sich ebenfalls ein entsprechendes Abführmittel herstellen. Dazu wird am Vorabend eine Handvoll entsteinter Dörrpflaumen in Wasser eingeweicht (die Früchte sollten bedeckt sein). Am Morgen den entstandenen Saft trinken und die Früchte langsam kauen.

Einläufe und Klistiere: Bei hartnäckiger Stuhlverstopfung, auch während der Fastentage, wenden Sie ein Klistier oder einen Irrigator an. Klistiere – die wie eine Art mit Flüssigkeit gefüllter Ball wirken – und Irrigatoren gibt es in allen Apotheken zu kaufen. Die Anwendung erfordert ein bißchen Übung, ist aber durchaus machbar, auch wenn Sie keinen Partner haben, der Ihnen bei der Prozedur helfen kann. Gerade Einläufe sind eine der einfachsten, schonendsten und wirkungsvollsten Maßnahmen zur Darmentleerung.

Falls Sie die Pille nehmen, sollten Sie diese erst etwa 3 Stunden nach den abführenden Maßnahmen einnehmen, weil sonst die Wirkung nicht gewährleistet ist. Ein Einlauf hat allerdings keinen Einfluß auf die Wirkung der Pille.
Und noch ein wichtiger Punkt: Manchmal wirken darmreinigende Maßnahmen sehr schnell und durchschlagend. Deshalb sollten Sie den ersten Fastentag möglichst so legen, daß Sie zu Hause oder zumindest in Reichweite einer Toilette sind. Denn bis zum Nachmittag kann es zu mehreren durchfallähnlichen Entleerungen kommen.

Worauf Sie vor allem am 1. Fastentag achten sollten

Muten Sie sich an diesem Tag möglichst keine Anstrengungen zu: Vor allem sollten Sie auf die Sauna und auf ein heißes Vollbad verzichten – möglicherweise könnte Ihr Kreislauf streiken. Planen Sie eine ausgiebige Mittagsruhe ein. Halten Sie sich warm. Eine Wärmflasche an den Füßen sorgt für Behaglichkeit. Eine weitere Wärmflasche im Leberbereich unterstützt die Tätigkeit dieses Organs, das ja während des Entgiftungsprozesses besonders gefordert ist.
Alle Ihre Getränke – Mineralwasser, Kräutertees oder (je nach Fastenart) auch Obst- und Gemüsesäfte – sollten Sie langsam, schluckweise und genüßlich trinken und sie gewissermaßen „kauen". So wird die Wirkung erhöht, und der Magen reagiert nicht mit knurrendem Hungergefühl.
Diesen 1. Fastentag sollten Sie ganz der Ruhe widmen. Deshalb sollten Sie eine solche Fastenkur – falls Sie arbeiten wollen oder müssen – möglichst an einem Wochenende beginnen. Die nächsten Tage können Sie – bis auf das Essen – ganz „normal" verbringen. Sie können arbeiten, Sport treiben – eben alles tun, was Sie sonst auch tun. Nur zwei Punkte sollten Sie beachten:

1. Berücksichtigen Sie immer Ihre körperliche Situation. Sie könnten leichter ermüden – aber vielleicht fühlen Sie sich auch, als könnten Sie Bäume ausreißen. Wichtig ist, daß Sie sich nicht zuviel zumuten – auch wenn Sie sich emotional noch so fit fühlen. Ihr Körper braucht jetzt vor allem Ruhe (wobei leichte Bewegung durch einen Spaziergang durchaus positiv wirkt).
2. Nutzen Sie diesen Tag als inneren Neubeginn. Während der nächsten Tage werden Sie relativ „normal" leben. Aber dieser erste Fastentag sollte ein Einstieg sein für einen anderen Umgang mit sich selbst – überlegen Sie deshalb, welche fastenbegleitenden Maßnahmen Ihnen guttun würden. Bedenken Sie beim Fasten immer, daß dieses nicht nur körperliche, sondern auch seelische Auswirkungen hat, die Sie positiv nutzen können!

Die weiteren Fastentage

Der Abführtag gilt als 1. Fastentag. Nun folgen vier weitere Fastentage, die wahrscheinlich ziemlich gleichförmig ablaufen werden. Beachten Sie dabei folgendes:
Wichtig ist das regelmäßige Abführen einmal am Tag. Zu diesem Thema wurde bereits im Abschnitt über den 1. Fastentag alles Wesentliche gesagt.
Versuchen Sie möglichst, auch während dieser Fastentage eine Mittagsruhe einzuhalten. Eine warme Decke und eine Wärmeflasche sind dabei wichtig – denn da Sie ein vermehrtes Bedürfnis nach Sauerstoff verspüren, sollte diese Ruhepause bei offenem Fenster stattfinden.
Ihr Lufthunger wird Ihnen schon ganz von selbst einen Spaziergang „verordnen". Sie dürfen leichten Sport treiben – Schwimmen, Radfahren, Wandern, Gymnastik. Dabei liegt allerdings die Betonung auf „leicht". Muten Sie sich nur soviel zu, wie Ihnen guttut. Leistungssport – auch Jogging, Aerobic

usw. – sind zur Zeit nicht angesagt. Alles sollte sanft und einfühlsam geschehen.

Zu Ihren „Mahlzeiten" hier einige Vorschläge:

Frühstück: schwarzer Tee oder Kräutertee. (Sie dürfen mit einem Löffel Honig süßen, denn dieser aktiviert die Selbstheilungskräfte des Körpers.)

Mittagessen: Gemüsesaft oder eine warme Gemüsebrühe, die Sie entweder fertig kaufen oder selbst aus dem Gemüse Ihrer Wahl (Kartoffeln, Sellerie, Möhren usw.) herstellen und dann leicht mit etwas Kräutersalz würzen.

Abendessen: Gemüsesaft oder besser noch eine warme Gemüsebrühe, weil diese besonders zum Abend hin nicht nur besänftigend auf den Körper, sondern auch auf die Seele wirkt.

Wichtig: Zwischen den Mahlzeiten sollten Sie soviel wie möglich trinken, vor allem Mineralwasser und Kräutertee. Denken Sie daran: Sie können nie zuviel trinken – eher zuwenig!

Das Fastenbrechen und die Aufbautage

Von den Ärzten der Antike, die häufig die Fastenkur als Therapiemaßnahme einsetzten, ist ein Satz überliefert, der auch heute noch gilt:

„Jeder Narr kann fasten – das Fasten brechen kann nur ein Weiser."

Es ist kein allzugroßes Problem, sich während einiger Tage der Nahrung zu enthalten. Man fühlt sich gut, verliert an Gewicht und ist stolz auf seine Leistung.

Aber was kommt danach? Zur Belohnung für die ausgestandenen „Leiden" gönnt man sich dann oft ein opulentes Mahl – und lebt nach dem Fasten genauso weiter wie zuvor. Das Ergebnis ist, daß man die während der Fastentage verlorenen Pfunde sehr schnell wieder ansetzt. Dabei ist es der Grundgedanke des Fastens, einen Umbruch im Leben und im Denken und nicht zuletzt in der Ernährung herbeizuführen. Davon wird im Kapitel „Die Ernährung nach dem Fasten umstellen" noch ausführlich die Rede sein.

Hier soll zunächst einmal über die letzten Fastentage gesprochen werden – die Tage des Übergangs. Es wird nicht mehr voll gefastet, aber der Körper muß sich erst langsam wieder an Nahrung gewöhnen, um sie ohne Schaden, sondern vielmehr mit Nutzen für den gesamten Organismus aufnehmen und verwerten zu können. Diese Übergangsphase muß sehr behutsam eingeleitet werden.

Zum Fastenbrechen gibt es mehrere Möglichkeiten:

Man kann zu einer Obstkur übergehen, um den Körper wieder an feste Nahrung zu gewöhnen. Dazu nimmt man zunächst kleine, dann größere Mengen Obst zu sich. Das Obst sollte dabei langsam gegessen und sorgfältig gekaut werden.

Eine weitere Möglichkeit sind die folgenden Aufbautage:

1.Tag: morgens und abends je ein geriebener Apfel, mittags eine Tomatensuppe
2. Tag: zusätzlich Knäckebrot und etwas Milch
3. Tag: zusätzlich etwas gedünstetes Gemüse und Kartoffelbrei.
Auch während der Aufbautage sollten Sie sich noch Schonung in jeder Beziehung gönnen. Dies gilt also nicht nur für die Ernährung. Gönnen Sie sich weiterhin Ruhepausen, trinken Sie viel, und betrachten Sie diese Zeit unbedingt noch als Bestandteil der Fastenkur!
Im Anschluß an die Fastenkur sollten Sie eine Ernährungsumstellung vornehmen, die Ihnen weiterhin Ihre körperliche und seelische Gesundheit gewährleistet.
Und Sie sollten außerdem eine regelmäßige Fastenkur einplanen, denn gerade der Wiederholungseffekt bringt die besten Wirkungen. Was Sie einmal gelernt haben, bleibt Ihnen erhalten – das bedeutet, daß Sie es beim nächsten Fasten wesentlich leichter haben werden. Wählen Sie die richtige Zeit und die richtigen Umstände. Legen Sie möglichst jetzt schon – da Sie gerade die gute Wirkung des Fastens an sich selbst verspürt haben – den Termin für Ihre nächste Fastenkur fest. Einzelne Fastentage sollten fest eingeplant werden – z. B. an einem bestimmten Tag der Woche oder des Monats. Ebenso wichtig ist es, daß Sie sich immer wieder daran erinnern, wie wichtig das relativ einfache „Alltagsfasten" sein kann, von dem in einem vorhergehenden Kapitel die Rede war: die Möglichkeit, durch den Verzicht auf Zwischenmahlzeiten und Knabbereien den gesunden Ablauf im Organismus zu unterstützen.
Auch wenn Sie Ihre erfolgreich überstandene Fastenkur ausgiebig und opulent feiern (oder auch später einmal in dieser Hinsicht etwas „über die Stränge schlagen"), ist das Fasten eine hilfreiche Maßnahme, um die Funktionen des Organismus wieder ins rechte Lot zu bringen.
Das Feiern gehört nun einmal zum menschlichen Leben. Und was ist ein Feiern ohne ein Festessen (und mitunter auch ohne

Wein und Bier usw.)? Festessen werden nirgends in der Welt zur Deckung des Nahrungsbedarfs veranstaltet. Sie stillen nicht den Hunger, sondern das urmenschliche Bedürfnis nach Geselligkeit und Genuß, nach Sinnenfreude und der Freude am Ungewöhnlichen. Dann bringt der nächste Tag schon einmal Katerstimmung, Magenbeschwerden oder einfach nur Appetitlosigkeit. Wenn wir auf unseren Körper hören, spüren wir, daß dieser nun einen gesunden Ausgleich benötigt, den er im Fasten finden kann.

Instinktiv verlangt unser Körper nach einer solchen Festmahlzeit vor allem nach
- Flüssigkeit (hier sind am besten Kräutertees und Mineralwasser geeignet);
- sauren Nahrungsmitteln (empfehlenswert sind vor allem Sauerkraut oder Sauerkrautsaft, Molke und Joghurt; auch die berühmte saure Gurke kann heilsam auf den Organismus wirken);
- Bitterstoffen (wer keine bitteren Tees wie etwa Wermuttee oder einen fertiggemischten Leber-Galle-Tee aus dem Reformhaus trinken mag, kann hier zu mit Wasser verdünntem Grapefruitsaft greifen).

1 oder 2 Fastentage nach einem solchen Fest bringen nicht nur Ihr Gewicht wieder ins Lot – sie helfen auch Leber und Galle, mit den ungewohnten Belastungen besser fertig zu werden, senken den überhöhten Fett- und Eiweißgehalt des Blutes und vermindern die Einlagerung von Fett und Eiweiß ins Gewebe.

Das Hildegard-Fasten

Das HILDEGARD-Fasten unterscheidet sich wesentlich von anderen Fastenkuren, und zwar wie folgt: Die Hildegard-Medizin empfiehlt, während des Fastens auch die folgende Fastensuppe ein- bis zweimal täglich zu essen. Diese Suppe enthält die von Hildegard besonders empfohlenen Lebensmittel Dinkel und Fenchel sowie die von ihr bevorzugten Gewürze.

Hildegards Fastensuppe
Zutaten:
1 Tasse Dinkelkörner
Fenchelgemüse (und/oder Gemüse Ihrer Wahl)
frische Kräuter
Galgant, Quendel und Bertram als weitere Würzmittel

Zubereitung:
Dinkel und kleingeschnittenes Gemüse mit 1/2 l Wasser zum Kochen bringen, 20 Minuten leise köcheln lassen.
Dann die Gewürze und Kräuter dazugeben.
Noch 5 Minuten ziehen lassen, dann abseihen.
Diese Brühe mittags und nach Wunsch auch abends langsam trinken.
Außerdem ist die Verwendung der Ingwer-Ausleitungskekse am „Abführtag", also dem 1. Fastentag, angeraten anstelle von anderen Abführmitteln (s. Seite 77).

Die Ernährung nach dem Fasten umstellen

Wenn das Fasten uns auf Dauer wirklich etwas bringen soll, ist eine Ernährungsumstellung nötig. Wir haben während des Fastens die Erfahrung gemacht, daß wir sehr wohl einige Zeit ohne Nahrung auskommen können, uns trotzdem wohl fühlen und leistungsfähig sind.
Die Aufbautage haben uns gezeigt, welch ein Genuß Essen sein kann.
Warum sollten wir alles dies nicht weiterhin in unser Leben einbeziehen und auch außerhalb der Fastenzeiten durch eine richtige Ernährung etwas für unsere Gesundheit und unser Wohlbefinden tun?

Vielleicht haben Sie sich während der Fastenzeit selbst schon Gedanken gemacht, was Sie an Ihren Ernährungsgewohnheiten verändern könnten. Im Grunde ist eine solche Umstellung recht einfach:
- Essen Sie nur selten Fleisch, und erkundigen Sie sich beim Einkauf nach dessen Herkunft.
- Verwenden Sie weitestgehend frisches Gemüse anstelle von Konserven oder Tiefkühlkost.
- Essen Sie reichlich Rohkost.
- Ersetzen Sie Weißmehlprodukte durch Vollkorn-Lebensmittel. Dies gilt für Brot, Mehl, Nudeln usw.
- Beachten Sie die Hinweise im Kapitel „Fasten, um Gewicht zu verlieren".
- Weitere Hinweise sowie zahlreiche leckere Rezepte finden Sie in den Bänden *Ernährungslehre* und *Küche aus der Natur*

Fastenbegleitende Maßnahmen

Körperpflege

Durch die Entgiftung des Organismus während des Fastens werden giftige Schlacken nicht nur mit Urin und Stuhl ausgeschieden, sondern auch über unser größtes Organ, die Haut. Dabei treten – vor allem bei längerem Fasten – Körpergeruch, Mundgeruch, Zahnbeläge und geruchsbildende Stoffe im Genitalbereich auf. Aus diesem Grund ist eine intensive Körperpflege während des Fastens besonders wichtig. Aber es gibt noch zwei weitere Gründe:
- Körperpflege unterstützt den Entgiftungsprozeß, indem dieser durch Bürsten, Bäder, Massieren usw. erleichtert wird.
- Intensive und bewußte Körperpflege ist ein „Luxus", der auch der Seele wohltut.
- Viele Rezepte für die natürliche, pflegende Kosmetik – z. B. zur Herstellung von Badezusätzen und Massageölen – finden Sie im Band *Schönheitspflege*.

Das Trockenbürsten des ganzen Körpers – dazu benötigen Sie eine Massagebürste mit Naturborsten und einem langen Stiel für den Rücken – ist gleichzeitig eine medizinische wie auch eine kosmetische Maßnahme. Der Kreislauf wird angeregt, dadurch wird die Haut besser durchblutet. Sie wird nicht nur rosig und weich – durch regelmäßiges Bürsten können auch kleine Fettpölsterchen gezielt behandelt werden. Rauhe Stellen (Oberschenkel, Knie, Ellenbogen, Oberarme) sollten dabei etwas länger „bearbeitet" werden. Bürsten Sie immer in Richtung auf Ihr Herz, und zwar in dieser Reihenfolge:
- das rechte Bein bis zur Hüfte (erst außen, dann innen),
- das linke Bein ebenso,
- den Bauch sanft kreisend im Uhrzeigersinn,

- die rechte Hand, den Arm bis zur Schulter (erst außen, dann innen),
- die linke Hand und den linken Arm ebenso,
- den Busen – erst rechts, dann links – ganz sachte massieren,
- Dekolleté und Hals vom Brustansatz in Richtung Kinn,
- zuletzt den Rücken.

Am besten bürsten Sie zweimal täglich – vor dem Baden, Duschen oder Waschen. So werden auch feine Schmutzpartikel und Hautschüppchen entfernt.

Wasseranwendungen

Wasseranwendungen regen ebenfalls den Kreislauf an und tragen zu einer besseren Hautdurchblutung bei. Dabei gibt es verschiedene Möglichkeiten – nämlich Waschungen, Bäder oder Duschen.

Waschungen

Wenn Sie des Nachts stark geschwitzt haben oder noch schwitzen, sollten Sie lauwarmes bis warmes Wasser dazu verwenden – das reinigt besser und läßt auch die Haut länger kühl bleiben. Wenn Ihnen eher fröstelig zumute ist, erwärmt kaltes Wasser am besten. Wenn Sie mögen, können Sie dem Waschwasser ein paar Tropfen naturreines Duftöl (z. B. Melisse, Lavendel oder Rosmarin) oder ein Badeöl zusetzen. Rubbeln Sie den ganzen Körper kräftig mit einem immer wieder im Waschwasser ausgedrückten Schwamm oder Waschlappen ab, und gehen Sie dabei in der Reihenfolge vor, die für das Trockenbürsten angegeben ist. Danach gründlich trockenfrottieren.

Duschen

Duschen Sie sich zunächst warm ab, und seifen Sie sich dann gründlich ein. Danach wieder warm abspülen. Um die Kreislauffunktionen anzuregen, wechseln Sie zum Schluß zwischen warmem und kühlem Duschstrahl einige Male ab. Beenden Sie die Wechseldusche mit kühlem Wasser. Auch beim Duschen sollten Sie die Reihenfolge des Trockenbürstens befolgen. Anschließend gründlich abtrocknen.

Baden

Zum morgendlichen Vollbad werden die wenigsten Menschen Zeit haben. Ein solches Bad ist angenehm und mit einem fast schon luxuriösen Gefühl verbunden. Sie sollten es sich vor allem während Ihrer Fastenzeit hin und wieder einmal gönnen. Verwenden Sie dazu aufmunternde, erfrischende Badezusätze wie beispielsweise Rosmarin oder Pefferminze. Baden Sie morgens nur lauwarm bis warm – heißes Wasser macht müde.

Am Abend darf die Temperatur des Badewassers höher sein als am Morgen – dadurch wird die entspannende Wirkung verbessert, die für einen guten Schlaf sorgt. Nehmen Sie trotzdem im Anschluß an das Bad eine kühle Dusche, oder waschen Sie sich kalt ab – dadurch erhält die durch das warme Wasser etwas erschlaffte Körperhaut wieder Spannung und Frische. Als Badezusätze für den Abend eignen sich vor allem Lavendel, Melisse und Baldrian.

Häufiges Baden ist übrigens durchaus nicht schädlich für die Haut. Sie sollten allerdings auf stark schäumende Badezusätze verzichten – diese trocknen die Haut zu sehr aus – und nicht zu heiß (also nicht über 37 Grad) und nicht zu lange (maximal eine Viertelstunde) baden.

Auch während des Badens sollten Sie Ihren Körper in der gleichen Reihenfolge mit einem Schwamm oder Waschlappen reinigen, wie dies beim Trockenbürsten beschrieben wurde.

Massagen

Wohltuende Massagen können Sie sich auch selbst geben. Nach dem Baden, Waschen oder Duschen ist es wichtig, daß der Haut das entzogene Fett wieder durch ein Öl zugeführt wird. Dadurch wird sie weich und geschmeidig. Außerdem enthalten viele ätherische Öle Stoffe, die dem Körper und der Seele guttun. So können Sie z. B. Hautunreinheiten oder trockene Haut behandeln, aber auch Ihr eigenes Befinden durch diese Art der Aromatherapie beeinflussen. Näheres dazu finden Sie im Band *Schönheitspflege*. Durch regelmäßige Massage lassen sich zudem kleine Fettpölsterchen bekämpfen. Ganz allgemein wird die Haut dadurch besser durchblutet und gestrafft. Verwenden Sie für die Massage ein gutes Massageöl (entweder selbst hergestellt oder aus dem Reformhaus oder Naturkostladen). Am vorteilhaftesten ist eine Massage nach dem Baden oder Duschen – dann sind alle Muskeln weich und entspannt.

Gehen Sie wie folgt vor:

Beginnen Sie bei den Füßen. Diese werden gründlich durchgeknetet – dadurch werden verkrampfte Muskeln gelockert. Dann sanft, aber fest mit beiden Händen streichen: bei den Zehen anfangen, über Sohle und Spann bis zu den Knöcheln. Durch die Verwendung des Massageöls werden die rauhen Stellen an Sohle und Ferse wieder weich und geschmeidig.

Fesseln und Waden werden sanft mit den Händen gestreichelt, um eventuell vorhandene Krampfadern nicht zu verletzen. Streichen Sie immer von unten nach oben. Das tut geschwollenen Beinen gut und macht sie wieder schlank und elastisch.

Die Oberschenkel werden sanft geknetet. Gegen schlaffe Oberschenkel und Cellulitis hat sich die Zupfmassage bewährt: Die Haut wird zwischen Daumen und Zeige- und Mittelfinger genommen, der Daumen zupft dann zu den Fingern. Dabei aber nie kneifen oder sonstwie gewaltsam vorgehen, sonst gibt es blaue Flecken.

Schlaffe Bauchmuskeln – die ja während des Fastens besonders sichtbar werden – werden durch Streichmassage gekräftigt. Mit der flachen Hand mindestens zehnmal von rechts nach links über die Bauchdecke streichen, dann von unten zum Nabel. Sie können die Massage durch das folgende Verfahren ergänzen: Auf den Rücken legen und die Beine anziehen, so daß

die Bauchdecke nicht angespannt ist. Von den Hüften beginnend, jetzt kreisförmige Bewegungen ausführen, wobei Sie eine Hand oder auch beide Hände zum Abstützen benutzen können. Bei dem anschließenden sanften Kneten heben Sie die Bauchdecke etwas mit Ihren Händen ab: mit der einen Hand das Fleisch zusammenpressen und mit der anderen Hand die entstandene Falte leicht anheben.
Fettpolster an der Taille können Sie „wegrollen". Nehmen Sie sie mit beiden Händen zwischen Daumen und Finger und rollen Sie sie leicht hin und her, ohne dabei zu quetschen oder zu kneifen.

Mund- und Zahnpflege

Durch eine gründliche Zahnpflege, die gerade während der Fastenzeit besonders wichtig ist, um vor den dabei zwangsläufig auftretenden Begleiterscheinungen wie Mundgeruch und Zahnbelag zu schützen, können Sie gleichzeitig Erkrankungen von Zahnfleisch und Zähnen vorbeugen. Deshalb sollten Sie diese intensive Pflege auch außerhalb der Fastenzeit beibehalten.
Putzen Sie Ihre Zähne mindestens dreimal täglich. Verwenden Sie zum Zähneputzen keine Zahnpasta mit starken Bleichmitteln – diese zerstören leicht den Zahnschmelz. Auch während des Fastens sollten sehr stark desinfizierende Pasten vermieden werden, weil diese die normale und für den Verdauungsvorgang notwendige Bakterienflora der Mundhöhle beeinträchtigen. Übrigens sind Zähne ohnehin nicht von Natur aus blendend weiß, sondern haben einen eher gelblich-weißen Farbton. Verwenden Sie zum Zähneputzen nur kleine Mengen Zahnpasta – das ist nicht nur sparsamer, sondern auch schonender. Ihre Zahnbürste sollte so klein wie möglich und vor allen Dingen nicht zu hart sein – während des Fastens kann Ihre Mundschleimhaut empfindlicher sein als normalerweise. Verwenden Sie Zahnbürsten mit Kunststoffborsten – in Naturborsten sammeln sich sehr leicht Bakterien an.

Eine oberflächliche Reinigung der Zähne nützt gar nichts – auch wenn Sie während des Fastens keine feste Nahrung zu sich nehmen. Sie sollten zwei bis drei Minuten für jedes Zähneputzen einplanen – erst dann können Sie sicher sein, Ihre Zähne ausreichend gepflegt zu haben. Putzen Sie Ihre Zähne möglichst vor dem Spiegel, damit Sie den Reinigungsvorgang besser kontrollieren können.

Gehen Sie wie folgt vor:

Zuerst wird der Mund mit lauwarmem Wasser ausgespült. Zum Zähneputzen nie ganz heißes oder ganz kaltes Wasser verwenden – auf diesen „Schock" reagieren die Zähne oft empfindlich. Sie können dem Wasser ein Mundwasser zusetzen.

Nun stellen Sie die Schneidezähne Kante auf Kante aufeinander – so wird die Angriffsfläche für die Bürste größer.

Setzen Sie die Bürste nun ganz hinten am letzten Zahn an, und beginnen Sie mit leicht kreisenden Bewegungen zu bürsten, so daß stets vom Zahnfleisch weg gereinigt wird. (Immer von „Rot" nach „Weiß" bürsten!) Immer senkrecht bürsten, denn bei waagerechtem Zähneputzen verschieben sich Verunreinigungen nur noch weiter in die kleinen Lücken zwischen den Zähnen.

Nun bis vorne zur Mitte und in gleicher Weise die andere Hälfte des Kiefers reinigen. Dabei auch das Zahnfleisch sachte bürsten.

Jetzt den Mund weit öffnen und die Zähne innen auch immer von „Rot" nach „Weiß" bürsten.

Zuletzt besonders gründlich die Kauflächen reinigen.

Schließlich sollten Sie auch bei jedem Zähneputzen Ihre Zunge mit der Zahnbürste abbürsten. Dies wirkt nicht nur gegen Zungenbelag, sondern auch gegen den dadurch verursachten Mundgeruch.

Zum Schluß mehrmals den Mund ausspülen und dabei das Wasser kräftig durch die Zahnzwischenräume pressen.

Intimpflege

Im Intimbereich bilden sich leicht Geruchsbakterien – auch während einer längeren Fastenzeit, wenn der Körper durch die Entgiftung ohnehin zu einer stärkeren Geruchsbildung neigt. Trotzdem benötigen Sie während dieser Zeit keine besonderen Waschlotionen oder gar Intimsprays. Diese zerstören häufig die natürliche Bakterienflora der sehr empfindlichen Schleimhäute und können überdies zu schmerzhaften Reizungen führen. Zur Intimpflege brauchen Sie weiter nichts als einen Waschlappen, eine sehr milde Seife und viel warmes Wasser. Waschen Sie den Intimbereich morgens und abends – so können unangenehme Gerüche gar nicht erst entstehen. Außerdem sollten Sie täglich die Unterwäsche wechseln.

Bewegung und frische Luft

Wenn Sie eine Fastenkur durchführen, bedeutet dies nicht, daß Sie – wegen der mangelnden Energiezufuhr – zur Bewegungslosigkeit verurteilt sind. Im Gegenteil! Der Körper hat ausreichende Reserven, auf die er während dieser Zeit zurückgreifen kann, ohne das Allgemeinbefinden zu beeinträchtigen. Nur der erste Fastentag sollte vorsichtig angegangen werden, sonst brauchen Sie sich kaum Einschränkungen aufzuerlegen. Natürlich sind während dieser Zeit keine Hochleistungssportarten zu empfehlen. Das gleiche gilt für lange Nächte in der Diskothek oder andere kräfteraubende Bewegungsarten. Durch die Umstellung des Körpers kann es zu einer Intensivierung von Kreislaufproblemen kommen.

Aber gerade Bewegung an der frischen Luft ist während der Fastenzeit besonders empfehlenswert. Zum einen hat der Körper einen erhöhten Sauerstoffbedarf. Zum anderen lenkt körperliche Tätigkeit von den eventuell immer wieder auftretenden Hungergefühlen ab. Vom „Fastenwandern" war ja bereits die Rede. Deshalb eignet sich das Fasten für einen Urlaub in einer Umgebung, die man zu Fuß, auf dem Fahrrad oder vielleicht auf dem Pferderücken erkunden möchte. Auch Schwimmen ist eine gute Bewegungsmöglichkeit. Nur sollten Sie dabei auf Ihren Kreislauf achten – das bedeutet: nicht zu weit hinausschwimmen, sich keine großen Leistungen abfordern, nicht in zu kaltes Wasser gehen. Am besten ist das Spazierengehen. Dabei können Sie Ihre Gedanken wandern lassen und sich mit sich selbst beschäftigen: mit den Veränderungen, die das Fasten nicht nur in Ihrem Körper, sondern auch in Ihrem Geist und in Ihrer Seele verursachen kann.

Sehr gut geeignet ist während dieser Zeit auch eine leichte Gymnastik. Da Haut und Muskeln durch die während des Fastens erfolgende Gewichtsabnahme erschlaffen, haben Sie hier eine gute Möglichkeit, dieser Entwicklung entgegenzuwirken. Das Wichtigste dabei ist, daß Sie die Übungen bewußt und mit Freude machen – nicht als Pflichtübung, wie es in vielen Gymnastikprogrammen vorgeschlagen wird. Werden Sie sich Ihres Körpers bewußt, den Sie ja ohnehin während der Fastenzeit in seinen Äußerungen ganz anders wahrnehmen als sonst. Für die Gymnastik brauchen Sie nur ein wenig freien Raum, eine Unterlage – etwa eine Wolldecke – und frische Luft (achten Sie allerdings darauf, daß Sie nicht frieren). Wie viele der im folgenden vorgeschlagenen Übungen Sie machen, in welcher Reihenfolge und wie lange, das bleibt ganz Ihnen überlassen. Schon wenige Minuten können aber – bei regelmäßiger Durchführung – eine positive Wirkung nicht nur auf Ihren Körper, sondern auch auf Ihr Seelenleben haben.
Suchen Sie sich aus den folgenden Übungen diejenigen aus, die Ihnen besonders nötig erscheinen oder die Ihnen am meisten zusagen.
Beginnen Sie langsam – mit jeweils zwei oder drei Übungen zu jedem „Programm", das Ihnen wichtig erscheint.

Übungen zur Straffung der Brustmuskulatur
1. Bei geradem Rücken die ausgestreckten Arme nach unten federn lassen.
2. Die Arme waagerecht in Brusthöhe halten und mehrmals hintereinander die Fäuste ballen und lockern.
3. In leichter Grätschstellung stehen. Die Hände vor dem Körper falten und ruckartig nach oben schwingen.

Übungen zur Straffung von Taille und Hüften
1. Langsam die Hüften kreisen lassen – sozusagen eine Hula-Hoop-Bewegung im Zeitlupentempo. (Sollten Sie noch einen Hula-Hoop-Reifen auftreiben können, macht diese Übung damit natürlich doppelten Spaß.)
2. Beide Arme über den Kopf heben und aus der Hüfte heraus abwechselnd nach rechts und nach links federn.
3. Auf den Boden setzen, die Beine strecken und die Arme hinter dem Körper abstützen. Dann die Beine mit gestreckten Fußspitzen langsam anheben.
4. Auf dem Boden knien. Die Hände in die Seiten stemmen. Dann setzen Sie sich abwechselnd rechts und links neben die Schenkel.

Übungen zur Straffung der Bauchmuskulatur
1. Flach auf den Boden legen, langsam die Beine heben und ebenso langsam wieder senken.
2. Auf den Boden legen, die Arme in Schulterhöhe ausbreiten, die Beine schließen und strecken. Beide Beine heben, bis sie einen rechten Winkel zum Körper bilden. Die Beine dann erst nach links zum Boden führen, dann nach rechts. Dabei die Schultern auf dem Boden lassen.
3. Ausgestreckt auf den Bauch legen, dabei die Hände nach vorne strecken. Nun mit dem rechten Arm und dem linken Bein gleichzeitig hochfedern. Die gleiche Übung mit dem linken Arm und dem rechten Bein wiederholen.

Übungen zur Straffung der Gesäßmuskulatur
1. Mit abgewinkelten Unterschenkeln auf den Bauch legen. Die Hände aufstützen und mit dem Oberkörper mehrere Male hochwippen. Dabei die Gesäßmuskeln anziehen.
2. Auf den Bauch legen und die Arme nach vorn strecken. Arme und Beine gleichzeitig ruckartig vom Boden wegschnellen und dabei den Kopf heben.
3. Aus dem Sitzen mit Schwung zur Kerze hochschnellen. Dabei mit den Händen das Becken abstützen. Mit den geschlossenen Füßen leichte Kreisbewegungen machen.

Übungen zur Straffung der Oberschenkelmuskulatur
1. Auf die Seite legen und das obere Bein mehrmals heben und senken. Umdrehen und das gleiche auf der anderen Seite wiederholen.
2. Hinknien und auf den Fersen sitzen. Dabei bleibt der Oberkörper aufrecht. Die Arme in Schulterhöhe heben, den rechten Arm nach vorn und den linken nach hinten strecken. Nun aus den Oberschenkeln heraus mehrere Male hochwippen und wieder auf die Fersen setzen. Dann die Arme wechseln und die Übung wiederholen.
3. Kniebeugen und „Radfahren" – diese beiden Übungen, die zu den einfachsten gehören, sind zur Straffung der Oberschenkel besonders wirksam.

Wichtig:
Bei allen diesen Gymnastikübungen solten Sie das vorgeschlagene Programm nie als Zwang empfinden. Suchen Sie sich aus, was Ihnen am besten gefällt. Führen Sie die Übungen so oft durch, wie Sie mögen – steigern Sie die Zahl und Zeit nur langsam. Vielleicht lassen Sie dabei leise Musik laufen, die Ihnen besonders gut gefällt. Wichtig ist vor allen Dingen, daß Sie das Gefühl Ihres eigenen Körpers genießen – und dabei darf nichts gewaltsam oder nach Programm erzwungen werden.

Meditation und Entspannung

Fasten bedeutet nicht nur eine Reinigung des Körpers, sondern auch der Seele. Deshalb ist es wichtig, daß eine Rückbesinnung auf unser ureigenstes Selbst seinen Platz in einer Fastenkur findet. Gerade jetzt sind wir besonders offen und empfänglich dafür.

Es gibt viele Formen der Meditation. Hier muß man zunächst ausprobieren und sich kundig machen. Die meisten Volkshochschulen machen verschiedene Angebote, es gibt eine umfangreiche Literatur zu diesem Thema – mit einem Wort: Man kann keine allgemeingültige Empfehlung geben. Vielleicht können Sie Ihre Fastenkur als eine Zeit der Suche nach Ihrem Weg empfinden. Auch zur Zeit Hildegards wurde (wie bis heute) das Fasten von einer besonders intensiven Meditation begleitet, die den Menschen wieder mit sich und mit der Schöpfung in Einklang bringen sollte. Gerade heute, in der schnellebigen Gegenwart, brauchen wir die Möglichkeiten, die uns die Meditation als Kraftquelle vermitteln kann.

Welche Form der Meditation oder Entspannung Sie auch wählen – einige Punkte sind bei allen Übungen zu beachten: Reservieren Sie sich einmal täglich (möglichst aber mehrmals) ein bestimmte Zeit ganz für sich selbst. In dieser Zeit sollten Sie sich durch nichts und niemanden stören lassen. Schließen Sie Ihre Tür, stellen Sie Telefon und Hausklingel ab oder ignorieren Sie sie einfach. Diese Zeit gehört Ihnen – und nur Ihnen allein. Es hängt ganz von Ihnen selbst ab, wieviel Zeit Sie der Meditation widmen wollen. Diese ist nämlich am Anfang – und vor allem ohne Anleitung – nicht leicht durchzuhalten. Man wird nervös und kribbelig, aber das ist ganz normal. Auch hier ist die regelmäßige Übung wichtig. Beginnen Sie mit wenigen Minuten, und steigern Sie die Zeit nach Ihrem Bedürfnis. Setzen Sie sich feste Zeiten für diese Minuten der inneren Stil-

le. Genauso wie Sie auf die Uhr sehen, wenn Sie einen wichtigen Termin wahrnehmen müssen oder wenn Sie rechtzeitig das Essen fertig haben wollen, sollten Sie auch in diesem Fall – da es um Sie selbst geht! – alles andere stehen und liegen lassen.
Suchen Sie sich einen möglichst angenehmen und bequemen Platz für Ihre Übungen. Für eine Meditation im Sitzen benötigen Sie einen Stuhl, der Ihnen ein aufrechtes Sitzen ermöglicht. Auch eine Meditationsbank oder ein -kissen, wie sie im einschlägigen Handel erhältlich sind, ist empfehlenswert. Oder verwenden Sie ein kleines Kissen, auf dem Sie sitzen oder knien können.
Wenn Sie sich im Liegen entspannen möchten, wählen Sie eine Unterlage, die weder zu hart noch zu weich ist. Oft ist eine auf den Boden gelegte, doppelt zusammengefaltete Wolldecke die angenehmste Lösung.
Achten Sie auf eine angenehme Temperatur – Sie können nicht richtig entspannen, wenn es Ihnen zu heiß oder zu kalt ist.
Auch die Kleidung ist nicht unwichtig. Kalte Füße, ein kneifender Rock- oder Hosenbund – all diese im Grunde trivialen Dinge können den Weg zur Entspannung sehr erschweren. Je lockerer die Kleidung, desto besser. Auf jeden Fall immer den Reißverschluß von Rock oder Hose öffnen, damit Sie frei und ruhig atmen können. Gegen kalte Füße, die bei solchen Übungen leicht auftreten können, helfen Knöchelstulpen oder Wollsocken.
Machen Sie sich am Anfang Ihrer Meditation immer klar, daß in diesem Moment nichts anderes zählt als Sie selbst. Betrachten Sie die Minuten der Meditation als ein Geschenk des Lebens, und werden Sie sich dessen ganz bewußt.
Befreien Sie nun Ihren Geist von allen störenden Gedanken. Dies ist nicht ganz einfach, denn gerade während einer Entspannungsphase überfluten uns meistens die inneren Bilder so stark, daß zunächst eine richtige Entspannung nicht möglich ist. Diesen aber kann man mit anderen Bildern begegnen. Lassen Sie Ihre Gedanken kommen – aber auch wieder gehen, oh-

ne sie hindern oder festhalten zu wollen. Dann stellen Sie sich das folgende Bild vor: Herbstblätter fallen in einen Fluß und treiben davon. Schauen Sie dabei zu, und stellen Sie sich vor, daß diese Blätter Ihre Gedanken und inneren Bilder sind.
Nun ist Ihr Geist leer – aber beim Einsteiger kann für eine Meditation ein geistiger Inhalt nützlich sein. Manchmal kommen diese Inhalte von selbst – ein Problem, das Sie besonders beschäftigt, kann auf diese Art eine schnelle Klärung finden. Aber als Übung und auch als geistiger Anhaltspunkt ist oft ein Inhalt wichtig, den wir uns selbst vorgeben. Manche Menschen finden Kraft und Geborgenheit in religiösen Texten – z. B. in den Psalmen. Jedes andere Zitat ist ebenso geeignet – sei es nun aus der Literatur oder etwas, das Sie irgendwo gehört oder gelesen haben und das Sie betroffen gemacht hat. Visuelle Typen, also „Augenmenschen", können eher über ein Bild, über eine Skulptur oder über eine Blume meditieren. Andere wiederum bekommen die stärksten Impulse über das Ohr und können deshalb am besten bei entsprechender Musik meditieren.
Finden Sie also Ihre ganz persönliche Meditationsform heraus, und lassen Sie sich auch durch Fehlschläge nicht entmutigen. Probieren Sie einfach weiter, bis Sie gefunden haben, was Ihnen gerade in diesem Moment guttut.
Oft ist es besser und leichter, in einer Gruppe zu meditieren. Dort finden Sie die richtige Umgebung, erhalten die richtige Anleitung und können außerdem noch von dem Phänomen der „Gruppenkraft" profitieren. Wenn Sie eine begleitete Fastenkur – in einer Klinik oder in einer Gruppe – machen, werden Sie diese ohnehin selbst erfahren. Wenn Sie selbständig fasten, wäre es einer Überlegung wert, Ihre Meditationsübungen innerhalb einer Gruppe zu beginnen und dann für sich selbst zu Hause fortzuführen.

Es gibt eine Fülle von Meditations- und Entspannungspraktiken, die hier nicht alle aufgeführt werden können. Was für den einen gut ist, kann auf den anderen eher schädlich und niederdrückend wirken – lassen Sie sich deshalb bei Ihren Versuchen nicht entmutigen. Im folgenden sollen nur einige wenige der wichtigsten Techniken vorgestellt werden. Weitere Informationen dazu finden Sie bei Volkshochschulen, in der Literatur und möglicherweise auch bei einer Beratung durch Ihren Arzt.

Autogenes Training

Das autogene Training ist seit Jahrzehnten ein bewährtes Hilfsmittel zur Behebung und Linderung körperlicher und seelischer Erkrankungen. Der Facharzt für Psychologie und Psychotherapie, Bernt Hoffmann, entwickelte diese Meditationstechnik und brachte sie 1928 in Anwendung. Dabei handelt es sich um ein Verfahren der „konzentrativen Selbstentspannung", das auf einer Methode von Johannes Heinrich Schultz (1884–1970) beruht. Schultz war Neurologe und schuf durch theoretische und praktische Arbeit die Grundlagen für das autogene Training. Dabei werden formelhafte „Vorsatzbildungen" autosuggestiv formuliert. Anschließend werden für die einzelnen Körperteile Schwere-, Wärme- und Kälteübungen eingeübt. Die Entspannungsübungen betreffen vor allem die Muskeln, Blutgefäße, das Herz, die Atmung, Bauchorgane und Kopf. Die Übungen sollten mehrmals täglich mindestens 2 Minuten lang durchgeführt werden.

Das autogene Training wird zur begleitenden Behandlung von Krankheiten eingesetzt, vor allem wenn diese psychosomatischer Natur sind (etwa Migräne, Bluthochdruck, Magengeschwüre, Colitis). Auch wenn keine derartigen Erkrankungen vorliegen, kann das autogene Training viele „Alltagsprobleme" lösen. So hilft es bei

- Einschlafproblemen und
- seelischen und körperlichen Verkrampfungen.

Außerdem führt ein regelmäßiges Training zu allgemeiner Entspannung. Sie können selbst beobachten, wie Ihre positive Einstellung zum Leben wächst, Ihnen neuen Lebensmut schenkt und Sie trotzdem die Dinge ganz real sehen läßt.

Richtiges Atmen

Hildegard von Bingen schreibt über den Atem:

„Wenn der Mensch den ein- und ausgehenden Atem nicht hätte, dann würde er auch nicht die körperliche Beweglichkeit haben, und sein Blut wäre nicht flüssig und würde nicht fließen, wie auch das Wasser ohne den Luftzug nicht fließt." (*Causae et Curae*)

Während des Fastens ist der Sauerstoffbedarf des Körpers besonders groß. Achten Sie deshalb während dieser Zeit darauf, wie Sie atmen, und korrigieren Sie Ihre Atemtechnik, falls dies nötig ist.

Eigentlich sollte man denken, daß das Atmen eine Selbstverständlichkeit ist. Wir atmen unbewußt – sonst könnten wir nicht leben. (Bewußt können wir den Atem nicht länger als wenige Minuten anhalten.) Selbst im Schlaf oder während einer Ohnmacht oder Narkose ist unser Atem immer da und hält unser Lebenssystem aufrecht. Vom ersten bis zum letzten Atemzug ist Atmen identisch mit Leben. Wer richtig atmet, schöpft damit Lebenskraft. Im Wachen wie im Schlafen sorgt ein selbsttätiges Zentrum im Gehirn dafür, daß der Organismus durch Einatmen mit dem lebenswichtigen Sauerstoff versorgt und verbrauchte Luft ausgeatmet wird. Herz, Gehirn und alle anderen Organe, alle Körperzellen sind auf den Sauerstoff angewiesen, der mit der Atemluft aufgenommen und mit den roten Blutkörperchen weitertransportiert wird.

Wir können unsere Atmung aber auch aktiv und willkürlich steuern: schnell oder langsam, tief oder flach atmen, die Luft in Brust und Lunge saugen oder über Bauch und Zwerchfell leiten. Innere Ruhe und Ausgeglichenheit führen zu tiefem, gleichmäßigem Atmen. Aber es funktioniert auch umgekehrt: Wenn Sie in Streß-Situationen – etwa bei Hektik oder Angst und natürlich auch während der Fastenkur – bewußt tief und ruhig atmen („erst einmal tief Luft holen"), wirkt sich das sofort auf Ihr seelisches Befinden aus. Sie werden feststellen, daß Sie dabei sehr schnell ruhiger und gelassener werden und die ungewohnte und ungewöhnliche Situation des Fastens auf eine ganz andere Art betrachten und erleben können.

Richtiges Atmen und richtige Körperhaltung gehören zusammen. Eines ist nicht ohne das andere möglich. Wenn Sie zusammengesunken und verkrampft dasitzen oder -stehen, können Sie nicht natürlich atmen. Wenn Sie tief und ruhig atmen, müssen Sie sich zwangsläufig aufrichten. Probieren Sie es einmal aus – und Sie werden sehen, wie natürlich dieses Zusammenspiel funktioniert!

Unter „natürlicher Atmung" ist kein komplizierter Prozeß zu verstehen. Sie brauchen nur ruhig, tief und in langsamen Zügen zu atmen. Beschränken Sie dabei die Atmung nicht auf den Brustkorb, sondern beziehen Sie soweit wie möglich das Zwerchfell ein, atmen Sie tief in den Bauch! Dies alles ist im Grunde weiter nicht schwierig – nur sollten Sie ständig darauf achten und auch Ihre Atemzüge immer wieder korrigieren, bis Ihnen das natürliche Atmen wieder selbstverständlich geworden ist in unserer „atemlosen" Zeit.

Yoga

Das Wort Yoga ist ein Sanskrit-Wort und bedeutet „Joch". Das heißt zwar, daß eine bestimmte Disziplin gehalten werden muß, um diese heilsamen Übungen durchzuführen – aber es heißt auch, daß es uns einen Halt im Leben geben kann, eine Richtung, in der wir uns bewegen können. Beim Yoga handelt es sich nicht nur um Körperübungen, sondern auch um eine bestimmte innere Geisteshaltung. Die körperlichen Übungen sind – angefangen beim Lotussitz – erst nach entsprechendem Training möglich. Allerdings gibt es Übungen, die denen des autogenen Trainings nicht unähnlich sind und auch von Anfängern mit Gewinn durchgeführt werden können.

Es gibt verschiedene Arten des Yoga, die am besten in Begleitung eines erfahrenen Lehrers geübt werden. Viele Volkshochschulen, aber auch Kirchen, Gesundheitsorganisationen usw. bieten entsprechende Kurse an.

Bei einer solchen Schulung können beim Yoga acht verschiedene Stufen erreicht werden, die der körperlichen, geistigen und emotionalen Selbstkontrolle dienen und deren Ziel es ist, den Menschen zu einem Zustand reinen Bewußtseins zu führen:

1. Yama: Bei der „Selbstbeherrschung" geht es z. B. um die Einhaltung bestimmter Gebote wie Keuschheit, Wahrhaftigkeit und des Nichtverletzens von Mensch und Tier.

2. Niyama: Beim „Gehorsam" sind vor allem die Reinheitsvorschriften wichtig – also das Vermeiden bestimmter Speisen, Enthaltsamkeit usw.

3. Asana: Dieses Sanskritwort bedeutet „Sitz". In dieser Stufe, die am häufigsten gelehrt wird – leider oft ohne den spirituellen Hintergrund der beiden ersten Stufen –, geht es um die Beherrschung verschiedener Körperhaltungen, die zunächst zur Entspannung, in höheren Stufen aber auch zu neuen Bewußtseinsebenen führen können.

4. Pranayama: In dieser Stufe geht es um die Beherrschung des Atems. Wesentliche Elemente haben Sie bereits im Abschnitt über das richtige Atmen kennengelernt. Beim Yoga wird zusätzlich gelehrt, daß Prana die Lebenskraft ist, die wir nur über das richtige Atmen ins uns aufnehmen können.

5. Pratyahara: Die Übersetzung aus dem Sanskrit lautet: „Zurückziehung der Sinnesorgane von ihren Objekten". Mit dieser Technik können erfahrene und lange Jahre geschulte Yogi ihre Körperfunktionen beeinflussen. Für Übungen, die dem westlichen Gebrauch angemessen sind, ist das Pratyahara nicht geeignet und sollte vor allem nie ohne Anleitung durchgeführt werden.

6. Dharana: „Festhalten" oder Konzentration ist der Inhalt dieser Übungen, bei denen man sich auf einen bestimmten gedanklichen Inhalt konzentriert.

7. Dhyana: Im Sanskrit bedeutet dies „Meditation" – ein weites Feld, das vor allem die Betrachtung eines bestimmten gedanklichen Inhalts meint und eine Weiterführung des Dharana ist.
8. Samadhi: Hierbei handelt es sich um die absolute Versenkung. Gerade im Mittelalter gab es in Europa eine ähnliche Meditationspraxis, die durch verschiedene Meditationsformen herbeigeführt werden konnte, mitunter aber – wie bei Hildegard von Bingen – spontan oder nach Fasten und Beten die Menschen überkam.

Wenn Sie sich für Yoga als Meditationsform entscheiden, sollten Sie wissen, daß es verschiedene Wege gibt, mit dieser östlichen Art der Entspannung und Versenkung zu arbeiten. Es ist wichtig, daß Sie sich die für Sie selbst geeignete Form suchen und auch prüfen, ob Ihr begleitender Lehrer in dieser Richtung mit Ihnen arbeitet.
Karma-Yoga: Selbstloses Handeln ist eine Form, die durchaus auch dem in den mittelalterlichen Klöstern gehandhabten Prinzip entspricht. Noch heute gibt es ja diese „aktive" Meditation, die sich nicht nach innen richtet, sondern vielmehr den Erfordernissen des Alltags zuwendet, die bewußt wahrgenommen und durchlebt werden.
Bhakti-Yoga: Dies ist die hingebende Liebe zu Gott – also das Prinzip, das Menschen dazu drängt, sich in einem Kloster in Gebet und Meditation nur dem göttlichen Prinzip zu widmen, ohne sich dabei von der Außenwelt ablenken zu lassen.
Kriya-Yoga: Das Yoga der Tat bedeutet eine Weiterentwicklung des selbstlosen Handelns – man übernimmt die Verantwortung für das, was man tut, und steht auch bewußt für die Folgen ein.
Raya-Yoga: Das „königliche Yoga" enthält viele körperliche Übungen, die zu einem höheren Bewußtsein führen können.
Kundalini-Yoga: Hier steigen vor allem sinnliche Kräfte im Körper auf, die in der Sexualität, aber auch in anderen Berei-

chen zu neuen Erkenntnissen und Verhaltensweisen führen können. Kundalini ist die „Schlangenkraft" des Körpers, die am unteren Ende der Wirbelsäule ruht.

Inana-Yoga: Diese Form des Yoga wird besonders den fortgeschrittenen Yoga-Schülern der westlichen Welt entgegenkommen, denn dabei handelt es sich um die Weiterentwicklung der intellektuellen Erkenntnis.

Hatha-Yoga: Diese Form des Yoga ist bei uns am meisten verbreitet, denn sie beinhaltet in der Hauptsache Körperübungen in Verbindung mit Atemübungen. Ihr Ziel ist die Steigerung der körperlichen Gesundheit, ohne den Anspruch auf geistige und seelische Weiterentwicklung. Hatha-Yoga ist der ideale Einstieg für Anfänger in die Yoga-Praxis.

Zen-Meditation

Zen – japanisch: Selbstversenkung – ist eine buddhistische Meditationslehre, die in China entstand, aber schon bald auch in Japan zur Grundlage des Rittertums wurde. Es gibt viele Möglichkeiten der Zen-Meditation, z. B. durch das Schreiben von Gedichten, das Tuschemalen oder das Bogenschießen. Alle diese Wege sollen zur geistigen Erleuchtung führen und gehen mit einer strengen Selbstschulung einher. Als Ausdruck und Methode östlicher Mystik hat die „Religion der Stille" auch im Westen zunehmend Beachtung gefunden.

Gebet, Kult und das Studium religiöser Schriften ist dabei von untergeordneter Bedeutung. Die Praxis besteht im wesentlichen in der Übung der sitzenden Kontemplation (Zazen), die meistens unter der Leitung eines Meisters stattfindet. Die Gruppenerfahrung dabei ist eine sehr wichtige Komponente, aber man kann zusätzlich auch mit großem Gewinn alleine meditieren. Die Bedeutung dieser Meditationsform wird dadurch belegt, daß sie der westlichen Psychotherapie viele wichtige Anregungen vermittelt hat. Viele Volkshochschulen, aber auch kirchliche und andere Einrichtungen bieten die entsprechenden Kurse an.

Neue Wege suchen

Fasten bedeutet nicht nur eine Umstellung und Umstimmung für den Körper, sondern auch für Geist und Seele. Deshalb sollten Sie sich während des Fastens sehr viel Zeit für sich selbst nehmen. Tun Sie all die Dinge, die Sie eigentlich schon lange tun wollten.

Vielleicht möchten Sie einfach nur faulenzen. Gerade bei einem sonst sehr streßbetonten Leben ist es durchaus eine gute Möglichkeit, wieder zu sich selbst zu finden. Haben Sie deswegen kein schlechtes Gewissen, wenn Sie einfach in den Tag hineindösen – oft ergeben sich gerade durch dieses völlige Loslassen neue Lebensperspektiven wie von selbst.

Die Bücher, die Sie schon immer lesen, die Musikstücke, die Sie schon immer hören wollten – nun haben Sie Zeit und Muße, sie mit wachen Sinnen aufzunehmen.

Möglicherweise wollten Sie immer schon kreativ tätig sein – malen, musizieren, schreiben oder eine Handarbeit oder Bastelarbeit anfertigen. Die Fastenzeit ist die richtige Gelegenheit, damit zu beginnen.

Falls Sie ein religiöser oder spirituell interessierter Mensch sind, sollten Sie die Fastenzeit auch zum Studium entsprechender Bücher nutzen. Geeignet ist vor allem die Bibel, daneben aber auch die Werke der Mystiker, allen voran das Werk der Hildegard von Bingen. Ihr Buch *Scivias – Wisse die Wege* enthält ihre Visionen, die auch heute noch von überraschender Aktualität sind. So heißt es in der 8. Vision des 3. Teils:

> „Der gute Mensch sei nicht verhärtet und nicht übelwollend gegenüber der göttlichen Gerechtigkeit, sondern sanft und lenksam für alles Gute. Er entferne das Böse von sich, betrachte sich bei der Prüfung seiner Taten und entziehe sich dem Angriff der ihn verletzenden Feinde."

Auch Hildegards Briefwechsel mit dem Mönch Wibert von Gembloux (1124–1213), der in ihren letzten Jahren ihr Sekretär und Vertrauter war, ist eine sehr lesenswerte Lektüre. Sie gibt ihm darin Antworten auf 38 wesentliche theologische Fragen. So finden wir z. B. in ihrer Antwort auf die 37. Frage, ob die Heiligen im Himmel und die Gottlosen in der Hölle wissen, was auf der Erde geschieht, wiederum ein Beispiel dafür, wie sehr in Hildegards Weltbild Gott und Mensch, Kosmos und Erde zusammengehören (darauf wurde ausführlich im Band *Sonne und Mond* eingegangen). Hildegard schreibt an Wibert:

„Die Heiligen, die im himmlischen Vaterland leben, wissen alles, was auf der Erde geschieht. Denn im Gericht Gottes und im brausenden Lobgesang der Engel erscheint alles, was auf Erden geschieht, vor Gott. Auch die Gottlosen, die nie aufhörten zu sündigen und dies auch nicht durch Buße wiedergutmachten, erkennen am Spott und Hohngelächter ihrer Nachahmer, was böse ist. Und am Geheul, mit dem sie über die Seligen aufschreien, die ihnen nicht folgen, erkennen sie, was gut ist." (*Briefwechsel mit Wibert von Gembloux*)

Was auch immer Sie sich für die Fastenzeit vornehmen – gehen Sie es gelassen an und übertreiben Sie nicht. Wahren Sie immer das „rechte Maß", und beherzigen Sie einen Satz, den Hildegard von Bingen an eine befreundete Mystikerin, Elisabeth von Schönau, schrieb:

„Wie durch unangebrachten Sturzregen die Frucht der Erde Schaden leidet, so wird auch der Mensch, der sich mehr Mühsal auferlegt, als sein Körper aushalten kann, seiner Seele keinen Nutzen bringen."

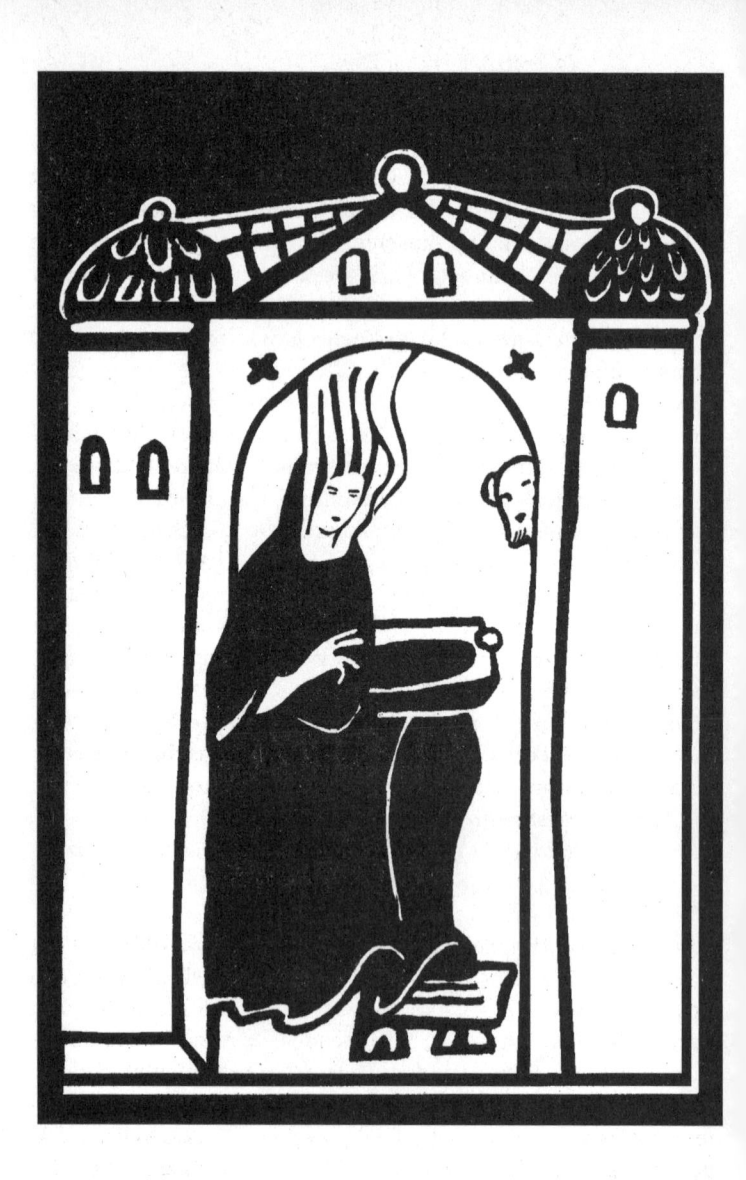

Das Leben der Hildegard von Bingen

WENN WIR über das Mittelalter sprechen, geschieht dies oft mit einem Gefühl der Überlegenheit. Wie herrlich weit haben wir es doch mit unserer Zivilisation gegenüber dem „finsteren" Mittelalter gebracht! Dabei lebte gerade in dieser Zeit eine Frau, die sich nicht nur in diesem geschichtlichen Zeitraum, sondern ganz allgemein vom gängigen Frauenbild abhebt: Hildegard von Bingen.

Sie zählt nicht nur zu den größten Mystikerinnen des Mittelalters – über ihre Visionen schrieb sie mehrere bedeutende Werke, vor allem *Scivias – Wisse die Wege*. Sie betätigte sich auch als Komponistin von Kirchenmusik, die übrigens heute wieder mit viel Erfolg aufgeführt wird und besonders im englischsprachigen Ausland viel Resonanz auch beim jungen Publikum findet. Vor allem hat sich Hildegard von Bingen aber ihre Aktualität bis in unser Jahrhundert bewahrt, weil sie ausführliche Werke über Gesundheit und Krankheit – *Causae et Curae* – und über Pflanzen, Tiere und Steine – *Physica* – verfaßte. Aus diesen Büchern schöpfen viele Menschen, darunter Ärzte, Ernährungswissenschaftler und Gärtner, noch heute wichtige Anregungen.

Geschichtlicher Hintergrund

Hildegard von Bingen wurde 1098 geboren – zur Blütezeit der Kreuzfahrer also, die viele neue Einflüsse nach Deutschland brachten: Stoffe, Gewürze, Pflanzen – und auch Ideen. Als Hildegard 24 Jahre alt ist (1122), beendet Heinrich V. durch das Wormser Konkordat den Investiturstreit. Das bedeutet, daß die Bischofswahl in Gegenwart des Königs oder seines Beauftragten stattfinden muß und der König den geistlichen Würdenträger mit Ländereien und Ehrenstellungen belehnen kann. Im

selben Jahr schreibt in Frankreich Pierre Abaelard das grundlegende Werk der Scholastik und Dialektik, „Sic et Non".
1127 – Hildegard ist 29 Jahre alt – beginnt der staufisch-welfische Konflikt, in dem Konrad III. als Gegenkönig zu Lothar aufsteht. Aber erst 1138 wird er anerkannter König und begründet damit die Staufer-Dynastie. 1146 ruft Bernhard von Clairvaux zum Zweiten Kreuzzug auf (der bis 1149 dauern und vor Damaskus scheitern wird), der von zwei Königen angeführt wird – Ludwig VII. von Frankreich und Konrad III., dem deutschen Stauferkönig.
1152 – in Hildegards 54. Lebensjahr – wird Friedrich I. (Barbarossa) deutscher König. Er regiert bis 1190 und überlebt Hildegard von Bingen um 11 Jahre. 1155 wird er in Rom zum Kaiser gekrönt. Sein Konflikt mit Papst Alexander III. endet 1167 mit der Vertreibung des Papstes aus Rom. Erst 1179 kommt es im Frieden von Venedig zu einer Einigung zwischen Kaiser und Papst.

In diese bewegte Zeit also wird Hildegard von Bingen hineingeboren und durchlebt sie auch sehr bewußt. Obwohl sie eine Frau ist – und dazu noch eine Kirchenfrau –, hält sie sich durchaus nicht aus der Politik heraus, sondern macht ihre Meinung zu den Geschehnissen auf der Bühne der Politik sehr deutlich klar. Ihr Briefwechsel mit vielen Mächtigen Europas ist ebenso umfangreich wie erstaunlich. Über 300 authentische Briefe liegen uns heute vor. Hildegard scheut sich nicht, auch höchsten weltlichen und kirchlichen Würdenträgern in aller Deutlichkeit die Leviten zu lesen, wenn deren Handlungsweise nicht ihre Billigung findet. Trotzdem – oder vielleicht gerade deshalb – ist sie überaus geachtet und gefragt als Beraterin von Fürsten und Kaisern, von Bischöfen und Päpsten.
- Schon 1146 beginnt sie einen Briefwechsel mit dem Abt Bernhard von Clairvaux.
- Sie korrespondiert mit den Bischöfen von Prag, Salzburg, Utrecht und Lüttich.

- Auch an die Päpste Eugen III., Anastasius IV., Hadrian IV. und Alexander III. schreibt sie.

Dabei spart sie nicht mit Kritik. So schreibt sie an den alternden Papst Anastasius:
„O Mensch, das Auge deines Erkennens läßt nach, und du bist müde geworden, die stolzen Prahlereien der Menschen zu zügeln. Daher, o Mensch, der du auf dem päpstlichen Thron sitzest, verachtest du Gott, wenn du das Böse nicht von dir schleuderst, sondern es küssend umfängst."

1155 begegnet sie Friedrich I., Barbarossa, in der Kaiserpfalz Ingelheim. 1163 kommt es zu einer zweiten Begegnung, bei der Barbarossa Hildegards Kloster unter seinen ganz besonderen Schutz stellt. Hildegard hegt dem Kaiser gegenüber zunächst durchaus freundschaftliche Gefühle. Nach ihrer ersten persönlichen Begegnung ist auch Friedrich von dieser streitbaren und kompromißlosen Klosterfrau beeindruckt. So bittet er sie in einem Brief aus dem Jahre 1155, daß sie ihn mit ihren Gebeten unterstützen möge. Und endet seinen Brief:
„Du darfst überzeugt sein, daß wir bei jedwedem Anliegen, das Du uns vorträgst, weder auf die Freundschaft noch auf den Haß irgendeiner Person Rücksicht nehmen werden. Vielmehr haben wir uns vorgenommen, einzig im Blick auf die Gerechtigkeit gerecht zu urteilen."
Der Bruch erfolgt, als Friedrich 1159 den zum gewählten Papst Alexander III. in Opposition stehenden „Gegenpapst" Viktor IV. anerkennt. Aber noch hält Hildegard sich aus Freundschaft zu Barbarossa zurück. Erst als dieser – nach dem Tode Alexanders – auch den nächsten Gegenpapst, Paschalis III., anerkennt, schreibt sie ihm einen mahnenden Brief. Und als er 1168, nach dem Tode Paschalis', auch noch einen dritten Gegenpapst aufstellen läßt – Calixt III. –, hält sie ihm in einem heftigen Brief Gottes Worte entgegen, die diesen so selbstherrlich geworde-

nen Kaiser zutiefst verletzt haben müssen, denn danach reißt die Verbindung zwischen beiden ab:

„Der da ist, spricht: Die Widerspenstigkeit zerstöre Ich, und den Widerstand derer, die Mir trotzen, zermalme Ich durch Mich selbst. Wehe, wehe diesem bösen Treiben der Frevler, die Mich verachten! Das höre, König, wenn Du leben willst! Sonst wird Mein Schwert Dich durchbohren!"

Es ist interessant, daß Friedrich 1177 im Frieden von Venedig den italienischen Städten ihre Rechte wiedergeben und auch Papst Alexander anerkennen muß.

Hildegards Lebensgeschichte

Hildegard von Bingen war das zehnte Kind des Edelfreien Hildebert von Bermersheim und seiner Frau Mechthild. Sie wurde 1098 auf deren Herrensitz in der Nähe von Alzey, im heutigen Rheinhessen, geboren. Schon als kleines Kind ist sie an allem, was sie umgibt, interessiert – aber sie ist sehr zart und beunruhigt ihre Eltern bereits im dritten Lebensjahr durch Visionen, die diese zunächst für kindliche Phantasien halten. Sie selbst schreibt darüber:

„In meinem dritten Lebensjahr sah ich ein so großes Licht, daß meine Seele erbebte, doch wegen meiner Kindheit konnte ich mich nicht darüber äußern. ... Bis zu meinem fünften Lebensjahr sah ich vieles, und manches erzählte ich einfach, so daß die, die es hörten, sich sehr wunderten, woher es käme und von wem es sei."

Schon bei ihrer Geburt hatten die Eltern für Hildegard das Klosterleben vorgesehen. Darüber schreibt ihr Sekretär Wibert von Gembloux:

„Als ... den Eltern das zehnte Kind geschenkt wurde, sonderten sie es auf gemeinsamen Beschluß nach reiflicher Überlegung als freiwillige Opfergabe gleichsam als ihren Zehnten für Gott ab, der ja im Gesetz anordnete, daß man ihm den Zehnten darbringe. Dieses Kind sollte ihm alle Tage seines Lebens in Heiligkeit und Gerechtigkeit dienen." Hildegard hat dieser Bestimmung nie einen Widerstand entgegengesetzt – es war ja ohnehin die Bestimmung, die ihr offensichtlich von vornherein als die ihr gemäße Lebensform in die Wiege gelegt worden war.

Am 1. November 1106 zog sie achtjährig als Schülerin in die Klausnerinnenzelle der reichen und schönen Jutta von Spanheim, die sich aus eigenem Entschluß für dieses Dasein entschieden hatte, auf den Disibodenberg. Hier wurde Hildegard nicht nur in den Tugenden der Demut und des Gehorsams erzogen – sie lernte auch die Gesänge Davids und das Singen der Psalmen. Diese Kenntnisse waren ihr später bei ihren eigenen Kompositionen von Nutzen. Einen weiteren Teil ihrer Bildung verdankte Hildegard dem Mönch Volmar, dem Beichtvater der Klausnerinnen, der später auch ihr Sekretär wurde. Obwohl sie im Unterschied zu den männlichen Ordensleuten nie systematisch in den mittelalterlichen Wissenskanon der sieben freien Künste (Grammatik, Rhetorik, Dialektik, Arithmetik, Geometrie, Musik und Astronomie) eingeführt wurde und somit als „ungelehrt" galt, eignete sie sich aufgrund ihrer überragenden Begabung ein umfassendes Wissen an, das sie durch eigene Beobachtungen ergänzte.

Schon als junges Mädchen entschied sich Hildegard (abgesehen von der Entscheidung ihrer Eltern) auch selbst für ein geistliches Leben. Zwischen 1112 und 1115 – die genaue Jahreszahl ist nicht belegt – legte sie die Ordensgelübde ab und wurde Benediktinernonne. Den Wahlspruch des Benediktinerordens *Ora et labora* (Bete und arbeite) hat sie ihr Leben lang befolgt und nicht nur ein Leben in Beschaulichkeit und Versenkung geführt, sondern es mit einem selbst für heutige Begriffe unvorstellbaren Arbeitspensum angefüllt. Die Ordensregel kommt auch immer wieder in ihren Werken zum Tragen, in denen sie die Bedeutung der Verbindung von Meditation und Tätigkeit, vom „inneren" und „äußeren" Leben betont. Dies alles leistete Hildegard, obwohl sie zeit ihres Lebens immer wieder von körperlichen Krankheiten und Schwächezuständen gequält wurde.

Als 1136 Jutta von Spanheim, die drei Jahrzehnte lang Klause und Kloster auf dem Disibodenberg geführt hatte, starb, stand die Wahl einer neuen Vorsteherin an. Während dieser Zeit hatte Hildegard ein stilles, zurückgezogenes Ordensleben geführt. Nun fiel die Wahl auf sie, das Kloster zu leiten. Nach anfänglichem Sträuben übernahm sie dieses verantwortungsvolle Amt.

1141 – in Hildegards 43. Lebensjahr – begannen die großen Visionen, die sie in ihrer *Scivias* niederschrieb. Erschüttert vernahm sie den göttlichen Befehl:
„Tu kund die Wunder, die du erfährst. Schreibe sie auf und sprich." (*Scivias*)
Ihr Beichtvater Volmar stand ihr bei der Niederschrift ihrer Visionen zur Seite, und auch eine junge Nonne, Richardis, zu der sich ein besonderes Vertrauensverhältnis herausgebildet hatte, unterstützte die Arbeit nach Kräften, indem sie Hildegards Diktate aufnahm. Fünf Jahre lang arbeiteten die drei gemeinsam an der *Scivias*.

Als 1147 Papst Eugen III. eine Synode in Trier abhielt, bat er Hildegard zu einem Gespräch und ermutigte sie, weiterzuschreiben. In öffentlichen Diskussionen hatten Hunderte von in- und ausländischen Kirchenvertretern Kenntnis von ihren Visionen erhalten und ihr Anerkennung gezollt – unter anderem der große Bernhard von Clairvaux. So drang ihr Ruhm immer weiter vor, und immer mehr Bewerberinnen für ihr Kloster trafen ein. Aber die Mönche des Disibodenberges hatten inzwischen selbst die gesamte verfügbare Fläche bebaut, so daß für Hildegard und ihre Zöglinge kaum noch Raum blieb.

So entschloß sie sich zu einer Neugründung auf dem Rupertsberg. Gegen den Widerstand des Abtes Kuno, der ihren Weggang als Undankbarkeit empfand, setzte Hildegard ihre Pläne durch – mit Hilfe der Markgräfin Richardis (der Mutter ihrer Helferin bei der Abfassung der *Scivias*), die sich wiederum an den Erzbischof von Mainz wandte. 1150 konnten bereits die ersten Nonnen in das neugegründete Kloster am Rupertsberg einziehen. Das Kloster erhielt großzügige Schenkungen von mehreren Adelsfamilien, so daß auch seine wirtschaftliche Grundlage gesichert war. Abt Kuno allerdings hatte Hildegard ihr eigenständiges Vorgehen immer noch nicht verziehen und forderte nun die Rückkehr des Mönches Volmar, der nicht nur der Beichtvater der Nonnen, sondern über lange Jahre auch Hildegards Vertrauter und Sekretär war. Außerdem war Kuno der Meinung, daß die Gelder, die Hildegards Kloster auf dem Rupertsberg zuflossen, eigentlich seinem eigenen Kloster zustünden.

Eine weitere Vision forderte Hildegard, die schwerkrank und von Lähmungen geplagt war, auf, selbst zu ihm auf den Disibodenberg zu gehen. Nach einem Ritt von sechs Stunden – eine bewundernswerte Leistung, denn Hildegard näherte sich ihrem 60. Lebensjahr – erschien die Äbtissin unangekündigt bei Kuno. Sie überzeugte ihn mit einer flammenden Rede, in der sie – inspiriert durch ihre Vision, die sie hergeführt hatte – u.a. sagte:

„Das helleuchtende Licht spricht: Du sollst als Vater walten über unseren Propst und über das Wohl des mystischen Gartens meiner Töchter. Die Güter aber, welche sie mit ins Kloster gebracht haben, gehören weder dir noch deinen Brüdern. Wenn einige von euch den unwürdigen Vorschlag machen, uns um unser Erbteil zu bringen, dann sagt das helleuchtende Licht, daß ihr wie Räuber und Diebe handelt."

Und in bezug auf Volmar fuhr sie fort:

„Wenn ihr uns aber gar unseren Propst und Seelsorger wegnehmen wollt, so gleicht ihr den Söhnen Belials und besitzt keinen Funken Ehrgefühl. Dann wird aber auch das Strafgericht Gottes euch vernichten."

Das Ergebnis ihrer Reise: Kuno erkannte alle ihre Forderungen an.

Trotzdem erschien ihr die Situation des Klosters nicht ausreichend abgesichert – obwohl inzwischen Erzbischof Arnold von Mainz ihr in mehreren Urkunden die Selbständigkeit und das Recht der freien Äbtissinnenwahl für ihre Nonnen zugesichert hatte. In jenen unsicheren Zeiten war – vor allem für ein Frauenkloster – militärischer Schutz nötig. Deshalb suchte Hildegard von Bingen nach einem starken weltlichen Schutzherrn. Diesen fand sie schließlich – 1163 – in Friedrich Barbarossa, mit dem sie seit längerem in Briefwechsel stand. Ihrer Tatkraft ist es zu verdanken, daß das Kloster eine fast 500jährige Friedenszeit erlebte. Erst 1631, im Dreißigjährigen Krieg, mußten die Nonnen vor den Schweden nach Köln fliehen.

Während der Zeit auf Rupertsberg schrieb Hildegard – etwa zwischen 1151 und 1158 – auch ihr medizinisches Wissen nieder, in ihrer großen Heilkunde *Causae et Curae*, die heute noch nicht voll ausgeschöpft ist in ihren Erkenntnissen und Einsichten. Und so, wie sie immer den Kosmos mit dem Mikrokosmos verband, begann sie auch ihr Buch über die Heilkunde mit der Schöpfungsgeschichte. So schreibt sie in dem Abschnitt über die Elemente:

„Gott erschuf auch die Elemente der Welt. Diese sind auch im Menschen, und der Mensch wirkt mit ihnen. Sie sind das Feuer, die Luft, das Wasser und die Erde." (*Causae et Curae*)

Immer wieder weist Hildegard in diesem Buch darauf hin, wie wichtig das Zusammenwirken von Seele und Körper ist, daß das eine nicht ohne das andere gesund leben kann. Ihr naturwissenschaftliches Werk *Physica* (bei dem einzelne Teile allerdings nicht von ihrer Hand stammen, sondern später eingefügt wurden), entstand ebenfalls in dieser Zeit.

Hildegards Ruf verbreitete sich immer mehr, bald war das Kloster auf dem Rupertsberg zu klein. So gründete sie ein Tochterkloster in Eibingen, auf der anderen Rheinseite, fast gegenüber dem Rupertsberg. 1165 konnten die ersten Nonnen in ihr neues Domizil übersiedeln. Zweimal wöchentlich besuchte sie per Schiff ihre Schutzbefohlenen dort – eine beachtliche Leistung, wenn man bedenkt, daß die immer kränkliche Hildegard inzwischen fast siebzig Jahre alt war.

Aber das ist noch längst nicht alles, was diese erstaunliche Frau sich zumutete. Nach einer erneuten Vision, in der sie dazu aufgerufen wurde, Gottes Wort nicht nur in der Geborgenheit ihres Klosters zu predigen, führte sie zwischen 1160 und 1170 vier große Predigtreisen durch, die sie u.a. nach Mainz, Würzburg, Bamberg, Trier, Metz, Maulbronn, Hirsau und Zwiefalten führten.
Bei diesen Reisen war es Hildegard wichtig, die Wahrheit deutlich auszusprechen – wie sie es ja in ihren Briefen Kaisern, Königen und Päpsten gegenüber tat. So begann sie ihre Rede in Trier mit den folgenden Worten:
> „Ich armes Geschöpf, dem es an Gesundheit, Stärke, Kraft und Bildung mangelt, habe im geheimnisvollen Licht des wahren Gesichtes für die Trierer Geistlichkeit folgende Worte vernommen: Die Doctores und Magister wollen nicht mehr in die Trompete der Gerechtigkeit stoßen, deshalb ist das Morgenrot guter Werke bei ihnen verschwunden."

In ihrer bildhaften Sprache verschonte sie auch die Geistlichkeit nicht:

„Auch der Mittagswind der Tugend, welcher sonst so warm ist, erscheint in diesen Männern zum Winter erstarrt. Denn ihnen fehlen die guten und vom Feuer des Heiligen Geistes durchglühten Werke. Verdorrt stehen sie da, weil das lebendige Grün fehlt. Das Abendrot der Barmherzigkeit hat sich in einen härenen Sack verwandelt."

Ähnlich ging sie auch in ihren anderen Predigten mit der geistlichen Obrigkeit ins Gericht und erschütterte dadurch nicht nur die zuhörenden Gemeinden, sondern bewirkte auch manchen Sinneswandel im Klerus.

1173 starb ihr getreuer Volmar – Beichtvater, Sekretär und Vertrauter –, den sie sich von Abt Kuno erkämpft hatte. Dessen Stelle übernahm nun Propst Gottfried, ebenfalls ein Mönch vom Disibodenberg. Aber auch dieser starb bereits 1176. Nun wurde Wibert von Gembloux, mit dem sie bereits ein reger Briefwechsel verband, ihr Sekretär. Hildegard war jetzt in ihren späten Siebzigern – eine durch Krankheit, emotionale Erschütterungen, die durch ihre Visionen hervorgerufen wurden, harte Arbeit an ihren Büchern, lange Reisen und die kräfteraubende Verwaltungs- und Seelsorgertätigkeit aufgezehrte Frau. Aber ihren Kämpfergeist hatte sie noch immer nicht verloren.

1178 bewies sie dies in einer geradezu revolutionären Tat: Ein junger Edelmann, der auf der Durchreise verstorben war, wurde auf seinen Wunsch hin auf dem Rupertsberg begraben. Kurze Zeit später erhielt Hildegard von Bingen einen Brief aus der Kanzlei der Domherren von Mainz, in dem ihr mitgeteilt wurde, daß eben dieser junge Mann wegen eines schweren Verbrechens exkommuniziert worden sei und deshalb nicht auf einem kirchlichen Friedhof begraben werden dürfe. Die Leiche müsse exhumiert und auf dem Schindanger beigesetzt werden, sonst drohe dem Kloster das Interdikt. Das bedeutete: Auch alle Klostermitglieder wurden exkommuniziert und durften weder das Abendmahl empfangen noch einen Gottesdienst abhalten.

Hildegard war empört. Schließlich hatte der junge Mann gebeichtet und seine Sünden bereut, er war also eines christlichen Todes gestorben. Eine neue Vision bestätigte sie darin, daß seine Leiche nicht entfernt werden sollte. So hielt sie sich eher an das an sie ergangene göttliche Gebot als an die Vorschriften der Mainzer Domherren – mit dem Ergebnis, daß nun wirklich das gefürchtete Interdikt über ihr Kloster verhängt wurde. Die greise Äbtissin brach nach Mainz auf, um dort persönlich mit den hohen Herren zu verhandeln. Diese aber beharrten strikt auf ihren Paragraphen, und Hildegard mußte unverrichteter Dinge zurückkehren. Erst ein Brief an den Mainzer Erzbischof Christian von Buch, der zu jener Zeit in Rom weilte, gab den Dingen eine andere Wendung. Das Interdikt wurde aufgehoben, und die Leiche des jungen Mannes durfte bleiben, wo sie war – an dem Ort, den er sich gewünscht hatte: bei Hildegard, auf dem Rupertsberg.

Am 17. September 1179 starb Hildegard 81jährig in dem von ihr gegründeten Kloster Rupertsberg.
Ihre Wirkung aber ist heute noch lebendig:
- Vor allem ist sie in der Medizin als die erste deutsche „Naturärztin" bekannt, mit der sich zahlreiche Mediziner beschäftigen und auf deren Erkenntnissen das Konzept verschiedener Kurkliniken basiert.
- Ihre Ernährungslehre ist in ihren Grundzügen eine wichtige Alternative für gesundheitsbewußte Menschen unserer Zeit.
- Ihre spirituelle und meditative Schau der Welt ist erst in Ansätzen aufgearbeitet und wird sicherlich in Zukunft für viele Menschen eine wertvolle Bereicherung sein.
- Ihre Musik spricht interessanterweise gerade junge Menschen so sehr an, daß die CD „Vision: The Music of Hildegard von Bingen" mit einer Aufnahme ihrer Werke auf Anhieb einen Platz in der aktuellen Hitliste fand.

- Ihre Streitbarkeit, ihr Mut, ihre Diplomatie, aber – wenn es nötig war – auch ihre Kompromißlosigkeit, sind heute noch ein Vorbild für uns, an dem wir uns orientieren können.

Man nannte Hildegard von Bingen bereits zu ihren Lebzeiten die *prophetissa teutonica* und die „Rheinische Sibylle". Selbst nach 900 Jahren zeigt sie uns modernen, „aufgeklärten" Menschen noch immer den Weg der unbeirrbaren Wahrhaftigkeit.

Literatur und Bezugsquellen

Literatur:

Hildegard von Bingen: *Scivias – Wisse die Wege. Eine Schau von Gott und Mensch in Schöpfung und Zeit*, Freiburg 1996

Hl. Hildegard: *Briefwechsel mit Wibert von Gembloux*, Augsburg 1993

Hildegard von Bingen: *Causae et Curae*. Neudruck der Basler Hildegard-Gesellschaft

Hildegard von Bingen: *Physica*. Patrologia Latina. Band CXCVII. Basler Hildegard-Gesellschaft

Zeitschriften:

Hildegard-Heilkunde, Mitteilungsblatt des „Fördererkreises Hildegard von Bingen e.V.", Nestgasse 2, D-78464 Konstanz

Hildegard-Zeitschrift, Mitteilungsblatt der „Internationalen Gesellschaft Hildegard von Bingen", CH-6390 Engelberg

St. Hildegard-Kurier, Mitteilungsblatt des „Bundes der Freunde Hildegards e.V.", A-5084 Grossgmain bei Salzburg

Bezugsquellen:

Abtei St. Hildegard, Postfach 1320, D-65378 Rüdesheim, Tel.: 06722/3088; *Bücher, Wein und Dinkelprodukte*

Apostel-Bräu, Eben 11-15, D-94051 Hauzenberg, Tel.: 08586/2200; *Dinkelbier*

Bäckerei Holstein, August-Borsig-Str. 3, D-78467 Konstanz

Egon Binz, Stadtmühle, D-78187 Gelsingen

Gundolf Fischer, Adlerstr. C 242, D-86633 Neuburg/Donau

s'Geiserieder Lädele, Rosenweg 2, D-87616 Marktoberdorf-Geisenried, Tel.: 08342/2115 oder 5398

Paul Gleiser, Bronnmühle, D-72108 Rottenburg am Neckar

Holstein Naturkost GmbH, Zum Riesenberg 6a, D-78476 Allensbach

Jura-Naturheilmittel KG, Wolfgang Gollwitzer, Nestgasse 2-6, D-78464 Konstanz, Tel.: 07531/31487

Max-Emmanuel-Apotheke Lydia Meinhold, Belgradstr. 21, D-80796 München

Mühldorfer Naturkornmühle GmbH, Mühlenstr. 15, D-84453 Mühldorf/Inn

Naturwaren Karin Schiller, Pecheigen 1

Schleiferstüble G. Mehl, Wessenbergstr. 31, D-78462 Konstanz, Tel.: 07531/22813; *Edelsteine*

Schloß-Apotheke, D-83229 Aschau/Chiemgau, D-84384 Wittibreut

Weingut Stephanshof, Reinhold Kiefer, Jahnstr. 42, D-67487 St. Martin/Weinstraße

Zähringer-Apotheke, Zähringerplatz 17, D-78464 Konstanz,

Hildegard-Vertriebs AG, Aeschenvorstadt 24, CH-4010 Basel, Tel.: 0041/61/232479

Koch & Cie. Walter Koch Handels- und Kundenmühle, CH-8272 Ermatingen

J. Schwarz-Studer, CH-3930 Visp

Hönegger Handelsgesellschaft mbH, Wolf-Dietrich-Weg 141, A-5163 Mattsee, Tel.: 0043/6217/7300; *Hildegard-Naturprodukte*

Helmut Posch, Weinbergweg, A-4880 St. Georgen/Attergau, Tel.: 0043/7667/361

Fastenkuren nach Hildegard

Haus St. Benedikt, Benediktstr.3, D-97072 Würzburg

**Hildegard-Küche, Hildegard-Ferien,
biologischer Weinanbau**

Hotel Sponheimer Hof, Sponheimer Str. 19-23, D-56850 Enkirch/Mosel, Tel.: 06541/6628-4204

Pension Albrecht, Ruthutweg 2, D-87645 Hohenschwangau, Tel.: 08362/81102

Register

Abführmittel 29, 77
Ägypter 14, 15
Ahab 16
Alkohol 46
Allergien 40, 57
Anastasios 18
Appetit 48, 50
 -zügler 29
Asana 103
Atemwege 40
Atmen 101
Augenleiden 40
autogenes Training 100

Bäder 63, 87, 88, 89
Bairam 15
Basilius der Große 18
Bauch 90, 95
Bertram 85
Bewegung 93
Bhakti-Yoga 104
Blase 42
Blut 40
Buchinger, Dr. Otto 29, 39
Buddha 15
Burfield, Dr. Linda 22

Cellulitis 90
Chrysostomos 18

Darm 55
 -geschwür 73
Depressionen 57
Dewey, Dr. Edward 20
Dharana 103
Dhyana 104

Dinkel 85
discretio 8
Dörrpflaumen 78
Drüsen 40
Durchfall 44
Durst 51

Eier 45
Ekstase 14
Entgiften 87
Enthaltsamkeit, sexuelle 10, 47
Entlasten 55
Entsalzen 55
Entschlackung 71, 73
Entwässern 55

Fastenzeit 25, 45
Faulenzen 106
Fett 30, 36
Fieber 44
Fleisch 86
Frauenkrankheiten 40

Galen 19
Galgant 85
Geißler 11
Gewicht 17, 29
Gicht 29
Giftstoffe 55
Gruppe 61, 99
Guardini, Romano 17
Gymnastik 31, 33, 80, 94

Hatha-Yoga 105
Harn 53, 55
Haut 41, 44, 57, 88

Heilfasten 39
Herz 29, 31, 41, 43, 58, 59
Hildegard von Bingen
  als Benediktinernonne 113
  und Bernhard von Clairvaux 110, 114
  Briefwechsel 110, 116
  Causae et Curae 116
  Disibodenberg 113
  und Elisabeth von Schönau 107
  und Exkommunikationsfrage 118
  Geburt 112
  und Gegenpäpste 111
  Investiturstreit 109
  und Jutta von Spanheim 114
  und Kaiser Friedrich I. 110, 111, 116
  und Kaiser Konrad III. 110
  Kirchenpolitik 111, 118
  Klostergründung 115
  und Abt Kuno 115, 118
  Musik 113, 119
  als Naturwissenschaftlerin 113, 116, 119
  und Päpste 110, 111
  Physica 117
  und Politik 112
  ihre Predigten 117
  Rupertsberg 115
  Scivias 114
  auf Synode von Trier 114
  Tod 119
  Visionen 114
  und Mönch Vollmar 113, 114, 115, 116
  und Wilbert von Gembloux 106, 112, 118
Hippokrates 19

Hoffmann, Bernt 100
Hoffmann, Friedrich 20
Hormone 49
Hüften 95
Hunger 34, 48, 94
Hungertuch 17
Hunza 19
Husten 57

Inana-Yoga 105
Ingwer 85
Intimpflege 93

Jesus 12, 25
Joghurt 34
Johannes Cassianus 18
Johannes der Täufer 12

Karma-Yoga 104
katholische Kirche 14, 17, 24, 45, 61
Körperpflege 75, 87
Kriya-Yoga 104
Kundalini-Yoga 104

Lavendel 88
Leber 41, 59
Lützner, Dr. H. 54

Magengeschwüre 100
Massage 33, 87, 89
Meditation 63, 97
Mehl 86
Melisse 88
Milch 32, 45
Mineralwasser 52, 65, 79
Mönchtum 13
Mohammed 24, 25
Morgenfasten 22, 67

Moses 24, 25
Mundpflege 91

Nachtfasten 72
Nervosität 41
Nieren 17, 42, 59
Niyama 103
Normalgewicht 37
Nudeln 86

Obst 20, 32, 82
 -saft 52, 79
Öl 89, 90
Operation 42
Ostern 25

Pierre Abaelard 110
Pille 79
Pranayama 103
Pratyahara 103
Pythagoräer 15

Quendel 85
Qumran 12

Ramadan 11, 61
Raya-Yoga 104
Reduktionsdiät 31
Rhythmen, natürliche 69, 72
Rizinusöl 77
Rosmarin 88

Sättigungsgefühl 35
Salz 77
Samadhi 104
Schamane 11, 14
Schlafstörung 100
Schultz, Heinrich 100
Schwangerschaft 59

Schweinefleisch 24
Schwitzkur 30
Spiritualität 99
Sport 10, 63, 79
Stoffwechselstörungen 42

Tiefkühlkost 86
Trinken 51, 52, 65, 72, 79, 81

Urlaub 61

Veden 19
Vegetarier 45
Vorbereitung, Fasten- 74
Vollfasten 22, 49

Wandern 80

Yama 103
Yoga 15, 102

Zahnpflege 91
Zen 105